名医图话
乳腺健康

主 编◎尹 军 罗 琼
主 审◎徐瑞华 欧阳取长

U0247450

CSK 湖南科学技术出版社
·长沙·

《名医图话乳腺健康》编委会

主　编◎尹　军　罗　琼

主　审◎徐瑞华　欧阳取长

插画师◎Femi　蔡　珍

编　者◎李小敏　李　兵　邓元生　龚卫东　何　敢

　　　　曾愈程　喻嫦娥　王　环　廖博雅　蔡　珍

　　　　李银会　罗思思　王　毅

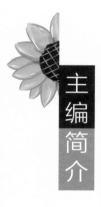

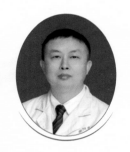

尹 军

　　衡阳市中心医院院长，主任医师，乳甲外科学科带头人。农工党湖南省委医疗卫生专业委员会副主任。湖南省健康管理学会常务理事，湖南省健康管理学会乳腺甲状腺专业委员会副主任委员，湖南省预防医学会乳腺疾病防治委员会、甲状腺疾病防治委员会常务委员，湖南省抗癌协会甲状腺癌专业委员会委员，衡阳市医学会普外专业委员会乳甲学组主任委员，衡阳市乳甲质量控制中心主任。率先在衡阳地区开展乳腺癌一期背阔肌皮瓣再造术、甲状腺癌颈淋巴结清扫加多功能保留术等。其一直致力于科普教育，作为衡阳市总工会女职工素质大讲堂讲师，随市总工会走进各大企事业单位进行健康教育科普讲座数十场，发起尹军政协委员工作室科普日活动，每月定期开展线上线下科普教育。创办"阳光小站"病友群为乳腺癌患者提供医患交流平台。先后获湖南省"雷锋式健康卫士"、全国卫计系统先进个人、"衡阳风华 70 年 70 人"、衡阳市抗疫先进个人等荣誉称号。

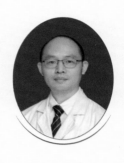

罗　琼

衡阳市中心医院乳甲外科主任，医学博士，南方医科大学硕士生导师，湖南省医学会普外专业委员会乳甲学组青年委员，湖南省医学会肿瘤内科学专业委员会乳甲学组委员，湖南省健康管理学会乳腺甲状腺健康管理专业委员会委员，衡阳市医学会普外专业委员会乳甲学组副主任委员兼秘书。其从事乳甲外科临床、教学和科研工作多年，在乳腺癌综合诊治方面积累了丰富经验。主持包括湖南省自然科学基金科卫联合项目、湖南省临床医疗技术创新引导项目、湖南省卫健委课题项目在内的多个科研项目，参与国家自然科学基金面上项目、广东省基础与应用基础研究基金企业联合基金重点项目。发表论文 30 余篇，其中 SCI 收录 10 篇，获国家专利 3 项。

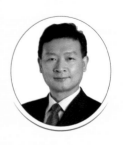

序言一

乳腺癌发病率持续快速增长，目前是全球女性发病率最高的恶性肿瘤，死亡率在女性恶性肿瘤前列。数据表明，我国乳腺癌发病较国外提前了5～10岁。乳腺癌疾病症状隐匿，常以无痛性肿块为首发症状，广大女性对早期乳腺癌重视度不够，往往疏于对疾病的发现，尽管国家已经将"两癌筛查"纳入民生项目，但临床诊治的Ⅰ期、Ⅱ期乳腺癌不足10%，严重危害女性生命健康。在这样一个大环境下，《名医图话乳腺健康》科普书的诞生满足了人们的需求。

目前，专科医师编写的系统性科普乳腺健康的书不多，而市面上已经出版的一些相关书籍，又呈现出专业性过强、专业术语过多、读者的阅读体验感不够等不足，趣味性、可读性兼而有之的寥寥无几，故科普效果不佳。移动互联网上专科医师撰写的科普文章，虽然点击量不少，却存在"碎片化"的问题，系统性不够，读者们难以理解各种观点彼此的关联。非医学专业人士撰写的科普文章专业性、科学性不足，海量信息良莠不齐、难辨真假，存在"标题党"、哗众取宠、为打广告而编写故事等现象。《名医图话乳腺健康》一书由专业的乳腺外科、肿瘤内科医护人员编著，书中的许多专业解答，来源于"阳光小站"病友群平时高频咨询的问题的解答，针对性强。本书采用通俗易懂的语言和形象的乳腺疾病防治漫画，从艺术角度对人物形象、故事情节、旁白文字进行构思、构图，用丰富的色彩、可爱的形象、多样的创意、诙谐的对白让读者以喜闻乐见的形式学习、理解、接受，起到科普大众的作用。

　　本书主编尹军教授为衡阳市中心医院院长，他潜心乳甲外科临床工作十余年，创办衡阳市中心医院乳甲外科，担任多个专业委员会职务，热心科普事业，不但在科室成立"阳光小站"病友群，还带领医护团队参加乳腺及甲状腺科普讲座、公众号及微视频推广、下基层医院技术指导、义诊活动，足迹遍布衡阳 12 个县市区，拥趸者数万名，是当之无愧的"科普教授"。作为三甲医院院长，尹军教授从百忙之中带领团队以精益求精的态度，结合临床工作经验精心编写此书，对广大患者来说是莫大的福音。

　　防病治病，防病在先。国家对于科普越发重视，国家制定并实施了《全民科学素质行动规划纲要》和《健康中国行动（2019—2030 年）》，将"健康知识普及行动"作为重点行动之一。这也给我们医务人员提出了新的要求，科普促健康，携手向未来，科普将成为医务人员职业规划的一个新赛道。我相信，无论是乳腺疾病病友还是关心乳腺健康的朋友都会从这本书里受益匪浅，我非常高兴将此书推荐给大家。

　　是为序。

中山大学肿瘤防治中心（附属肿瘤医院、肿瘤研究所）主任（院长、所长）
华南肿瘤学国家重点实验室主任
肿瘤医学省部共建协同创新中心主任
国家新药（抗肿瘤药物）临床试验中心主任

序言二

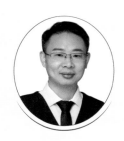

　　乳腺癌是女性发病率最高的恶性肿瘤，随着乳腺癌治疗技术的进步和多学科综合治疗模式的开展，乳腺癌的五年生存率逐步提高，乳腺癌已成为名副其实的慢性病。

　　降低乳腺癌的发病率和死亡率，改善乳腺癌患者的生活质量，提高女性对乳腺健康的认知，提高全民对乳腺健康的关注与认识，事关"健康中国 2030"计划的落实，事关乳腺癌防治水平的提高，也是全社会尤其是女性的健康需求。为此，尹军教授、罗琼主任以漫画的方式为大家介绍了乳腺健康及乳腺癌防治有关的知识，形式生动活泼，内容丰富多彩。从乳腺的解剖构造、生长发育，乳腺的自我检查与影像检查，乳腺疾病尤其是乳腺癌的诊断与鉴别诊断，乳腺癌病理报告解读、乳腺癌的治疗手段及康复随访等多个方面向读者介绍乳腺癌防治知识，符合乳腺癌全方位、全周期的管理理念，内容通俗易懂，易于理解记忆，是一本难得的乳腺癌防治知识科普读物。

湖南省肿瘤医院主任医师，医学博士，硕士研究生导师
中国临床肿瘤学会（CSCO）乳腺癌专家委员会常务委员
中国抗癌协会乳腺癌专业委员会委员
国家抗肿瘤药物临床应用监测专家委员会委员
国家肿瘤质控中心乳腺癌专家委员会委员
湖南省医学会肿瘤内科学专业委员会主任委员兼乳腺癌学组组长

前言

2013 年 3 月 8 日，我们把科室诊治的乳腺癌病友集结在一起，成立了一个病友群。成立这个病友群的初衷是方便医患沟通，随时在线上答疑解惑。在沟通中，我们发现这是一个非常焦虑的群体，因此我们把这个病友群取名为"阳光小站"，还设计了一个 logo——向日葵，期待她们自信地面对生活、面对现实、战胜病魔，让她们的人生更加阳光、更加自信，就像向日葵一般向阳而生，逐光而行。

在病友群里，我们慢慢地积累了病友提出的无数个疑问，当然还有我们专业的解答。于是，我们决定把这些零零碎碎的疑问和答案汇总，编辑成一本科普书，把我们的专业知识贡献出来服务大众。这个决定在我们团队内一拍即合。

乳腺癌病友是一个很大的群体，如何把晦涩的专业知识以通俗易懂的方式表达出来，是摆在我们面前的重大课题。我们想到了用插画的方式，同时让病友参与进来，试着编写一段内容让她们去理解，达到她们能理解的程度。可喜的是，在反反复复地修改后，本书收获了大家的肯定和喜爱。

经过长达一年的精心准备，这本由主角病友、医师、护士、肿瘤君"参演"的漫画书终于与大家见面了。在这里，我们要衷心感谢参与编写的小伙伴们日日夜夜地查找文献和资料，也要感谢具备精湛技艺的插画师 Femi，每次只需要团队简单地表达，尽管有时词不达意，甚至手舞足蹈，她都能明白我们所想表达的意思并准确地用图画展示出来！感谢湖南科学技术出版社的编辑兰晓等为这本书所付出的辛勤劳动。

如今，乳腺癌已逐渐成为女性发病率最高的恶性肿瘤，严重影响到全球女性健康。但是，由于地区经济发展的不平衡，导致很多人缺乏对乳腺健康相关知识的了解。21世纪是知识大爆炸的时代，有关乳腺的健康知识也日新月异，这就赋予了乳腺科医师更多的使命，我们不仅需要治病，也需要向群众传达这些不断变化的科学知识。很多时候，只要我们关注乳腺健康，乳腺癌是可以预防的，或者说即使诊断为乳腺癌，也极少会发展到无法挽救的地步。早期发现、早期治疗，乳腺癌是一种可以治愈的疾病！我们期待科学离大众不再遥远，也愿更多的人参与这场全民科普的盛宴！

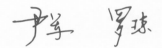

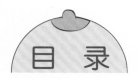

目 录

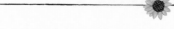

第四章 乳腺癌的流行现状、病因及症状 /44

第五章 乳腺癌的病理报告怎么看 /55

第六章 乳腺癌的外科治疗 /65

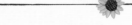

第十章　乳腺癌的内分泌治疗 /125

第十一章　乳腺癌患者术后康复指导 /134

知识拓展篇　血型抗原用于乳腺癌的治疗 /164

第一章

女性胸部的秘密

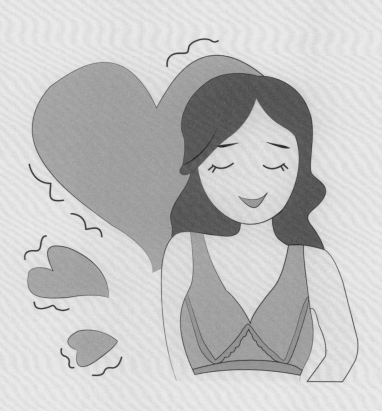

一、乳腺的构造

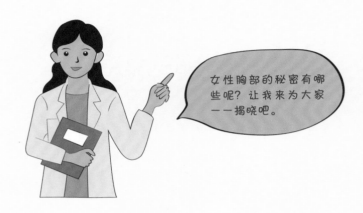

女性胸部的秘密有哪些呢？让我来为大家一一揭晓吧。

　　正常成年人乳腺位于第 2～6 肋间，内侧边缘为胸骨旁，外侧边缘为腋中线。乳腺主要由腺体、输乳管、脂肪组织和纤维组织等构成，其内部结构有如一棵埋在脂肪中的倒着生长的小树。乳腺有 15～25 个叶，每个叶是一个独立的腺，由输乳管开口于乳头顶端，在乳晕下输乳管扩大成窦，称为输乳窦。输乳窦以下的大导管分支为小导管，其末端与腺泡相连。乳腺的叶由致密结缔组织分隔，并由脂肪组织包围。结缔组织伸入叶内把叶分成许多小叶。

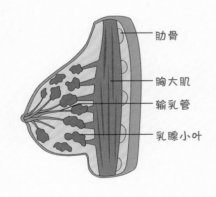

- 肋骨
- 胸大肌
- 输乳管
- 乳腺小叶

二、乳腺的功能

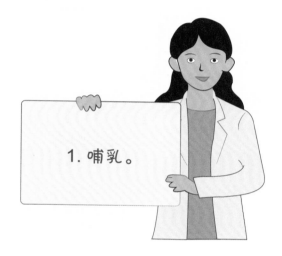

1. 哺乳。

乳腺是一个哺乳器官，主要功能是在哺乳期分泌乳汁，给婴儿提供营养。

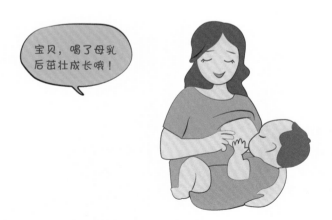

宝贝，喝了母乳后茁壮成长哦！

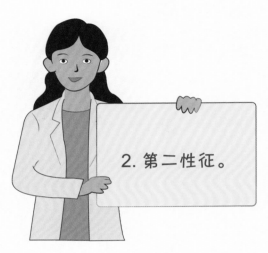

2. 第二性征。

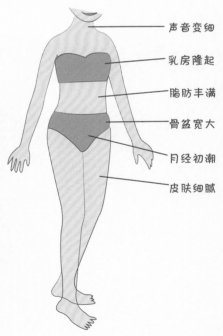

声音变细

乳房隆起

脂肪丰满

骨盆宽大

月经初潮

皮肤细腻

　　乳房发育是女性第二性征的重要标志。一般来讲，乳房在月经初潮之前2~3年即已开始发育，也就是说在女性10岁左右就已经开始发育，是最早出现的第二性征，是女孩青春期开始的标志。拥有一对丰满、对称、外形漂亮的乳房，也是女子健美的标志。

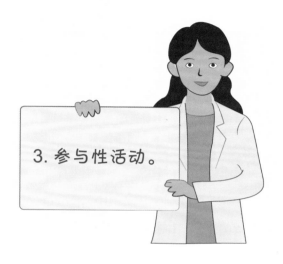

3. 参与性活动。

在性活动中，乳房是女性除生殖器以外最敏感的器官。了解乳房在性生活中的重要性，会帮助您获得完美、和谐的性生活。

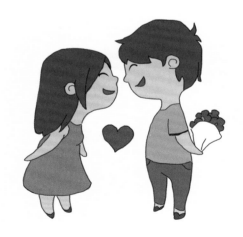

三、性激素是如何影响乳腺的

1. 月经周期的乳腺变化。

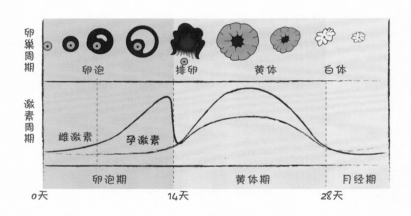

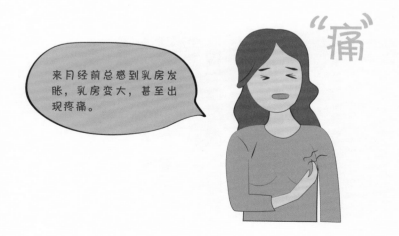

乳腺对月经周期引起的体内性激素水平变化比较敏感，能产生组织学上的周期性变化。

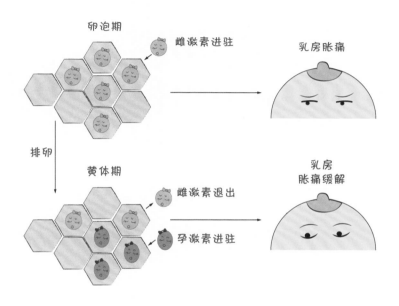

卵泡期

雌激素进驻

乳房胀痛

排卵

黄体期

雌激素退出

孕激素进驻

乳房
胀痛缓解

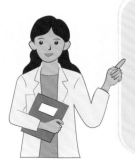

雌激素会导致月经前 3~4 天乳腺体积增加，部分女性会感觉乳房坠胀、疼痛，这是一种正常的生理现象。随着月经的到来，体内性激素水平快速下降，乳腺胀痛也逐渐消退。在月经后 5~7 天，乳腺体积最小，这个时候是进行乳腺临床检查及影像检查的最佳时机。

2. 妊娠期的乳腺变化。

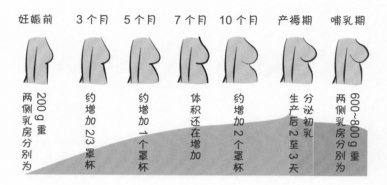

妊娠前	3 个月	5 个月	7 个月	10 个月	产褥期	哺乳期
两侧乳房分别为 200 g 重	约增加 2/3 罩杯	约增加 1 个罩杯	体积还在增加	约增加 2 个罩杯	生产后 2 至 3 天分泌初乳	两侧乳房分别为 600~800 g 重

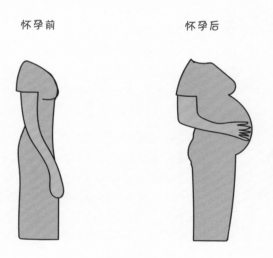

怀孕前　　　　　　　　怀孕后

8

3. 哺乳期的乳腺变化。

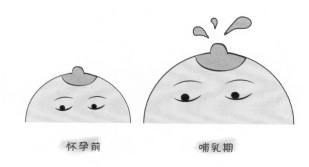

怀孕前　　　　哺乳期

哺乳期泌乳素分泌增加,
乳腺由于导管及腺泡内充满分泌物而增大。

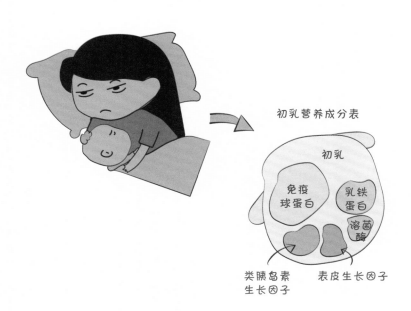

初乳营养成分表

初乳

免疫
球蛋白

乳铁
蛋白

溶菌
酶

类胰岛素
生长因子

表皮生长因子

4. 绝经期的乳腺变化。

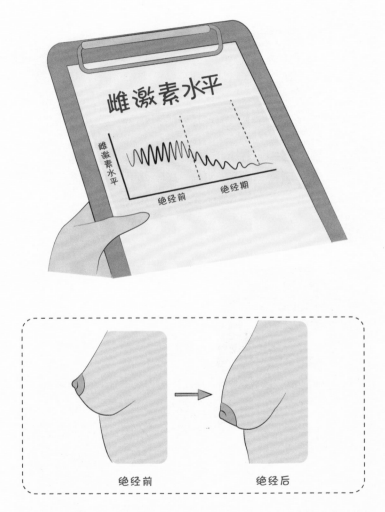

绝经后乳腺腺体减少，脂肪增加，乳腺密度减少，乳腺萎缩下垂。

第二章

乳腺检查指南

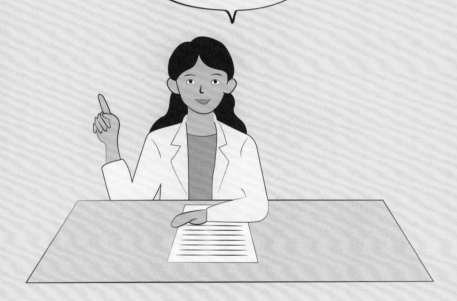

35岁以上有肿瘤家族史及乳腺癌高发风险人群，建议做一次乳腺钼靶检查。

一、乳腺自查

守护乳腺健康，从自我检查开始。

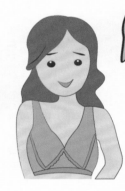

在洗澡时，用一分钟自查吧！

请和我们一起关爱自己，守护我们的美丽！

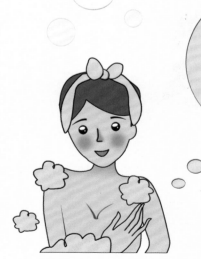

绝经前女性建议自查时间为每次月经结束后 5~7 天，此时乳房相对松软，受激素刺激干扰最小。绝经后女性可自定检查的时间。

自查第一步：

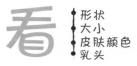

形状
大小
皮肤颜色
乳头

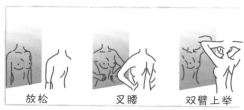

放松　　　　叉腰　　　双臂上举

　　脱去上衣，对着镜子坐立或站立，双手先叉腰后上举双臂，对比观察两侧乳房：A.大小、形状、轮廓有无不对称或明显改变；B.皮肤颜色、皱褶有无改变，皮肤有无凹陷、破损；C.乳头有无凹陷、分泌物。

自查第二步：

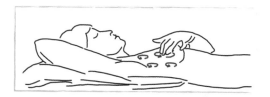

　　平卧垫肩，被检查一侧的上臂高举过头，用另一侧手指尖掌面沿顺时针或逆时针滑行触摸乳房各个区域，包括乳晕区、腋窝、锁骨下方，触摸是否有可疑肿块或腺体局部异常增厚，最后挤压乳头是否有溢液。双手交替检查对侧乳房，切忌重按或抓捏乳房。

　　在自我检查中，如发现有可疑迹象，一定要及时就医，切勿讳疾忌医。

二、乳腺彩超

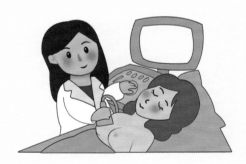

　　乳腺常用的检查技术包括乳腺彩超、乳腺钼靶、乳腺磁共振（MRI），以及不常用的 CT 检查、核素检查、PET-CT、乳管镜等。

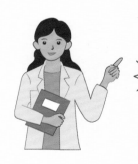

　　乳腺彩超简便直观、无创无辐射，同时进行乳腺检查和腋窝淋巴结检查，可以早期清晰地检查出乳腺内可疑病变，通过对病变形态、内部结构及周围组织改变等特征的观察，结合彩色多普勒血流成像观察病变内血流情况，确定病变性质，可作为乳腺筛查及随访常规检查。

超声检查对乳腺肿块描述提示恶性的征象有：形状不规则、垂直皮肤生长（纵横比>1）、边缘成角、有毛刺、小分叶、后方回声衰减、内有丰富穿支血流等。

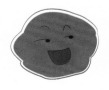

肿块边界不清，形态不规则，边缘部回声增高，后方回声衰减，纵横比>1，肿块内血供丰富。

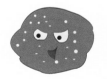

肿块内见微小钙化。

肿块纵横比>1。

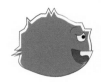

边缘不局限，肿物边缘模糊、成角、细分叶及毛刺状。

三、乳腺钼靶

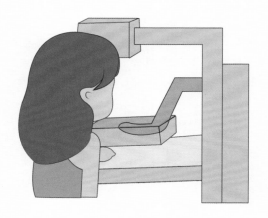

医生，我都已经做了乳腺彩超检查，还有必要做乳腺钼靶吗？是不是太浪费了？

完全有必要做乳腺钼靶，因为钼靶在检出与鉴别乳腺是否出现钙化，具有其他影像检查无法替代的优势，它与乳腺彩超起到互补的作用。

那是不是每个人都需要做乳腺钼靶呢？

不是每个人都需要做钼靶。钼靶对致密型乳腺、近胸壁肿块的显示不佳，且有放射性损害。因此，对于35岁以下、致密型乳腺、无明确乳腺癌高危因素或临床查体未见异常的妇女以及妊娠期妇女，不建议做乳腺钼靶检查。

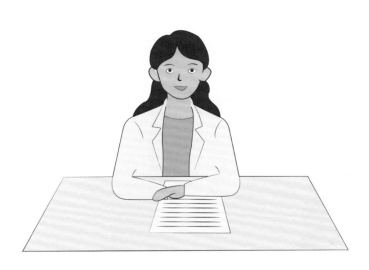

乳腺钼靶检查对乳腺肿块描述提示恶性的征象有：肿块密度高、形状不规则、有毛刺、小分叶、细线样或细小多形性钙化、乳腺结构扭曲、乳头凹陷等。

四、乳腺磁共振（MRI）

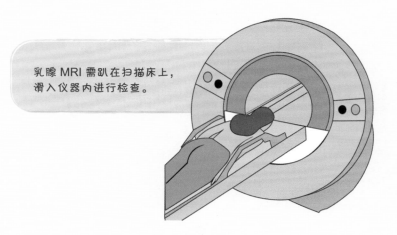

乳腺 MRI 需趴在扫描床上，滑入仪器内进行检查。

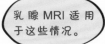

乳腺 MRI 适用于这些情况。

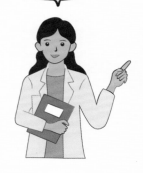

① 用于超声或钼靶有怀疑但不确定性质的乳腺病变。

② 确定已知病变的范围和浸润程度，确定多灶性、多中心性及隐匿性病灶。

③ 评估乳腺癌新辅助化疗的疗效。

④ 对于有假体植入病史的患者检查更直观清晰。

⑤ 鉴别乳腺癌术后瘢痕与肿瘤复发，评估切缘残留病灶。

⑥ 对有乳腺癌家族史或基因突变高危因素人群作为一线补充检查。

五、其他的乳腺相关影像检查

对乳腺疾病早期诊断敏感性较差，但对晚期确定乳腺病变范围及是否存在内脏转移价值较大，对胸壁软组织间隙及腋窝淋巴结显影有一定优越性。

CT

PET-CT

价格昂贵，常规影像检查难以判断乳腺癌是否存在远处转移时作为优选。可在较晚期乳腺癌治疗前或乳腺癌治疗后出现可疑复发转移时，用来了解判断全身他处的实际情况。

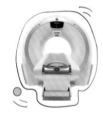

核素骨扫描

用于中晚期乳腺癌治疗前分期或乳腺癌治疗后随访评价是否存在骨转移。

六、乳腺相关实验室检查

乳腺疾病早期无特异性生化指标，

对于晚期乳腺癌患者，

可使用 CA153、CEA、碱性磷酸酶

辅助监测肿瘤复发和转移。

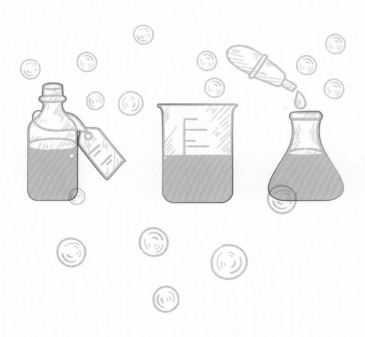

七、快速了解乳腺影像检查报告中 BI-RADS 分类的意义

乳腺的影像检查评估分类一般参照美国放射学会乳腺影像报告和数据系统 BI-RADS 分类标准。参照《中国抗癌协会乳腺癌诊治指南与规范（2021 年版）》，对于乳腺彩超、钼靶、MRI 的 BI-RADS 分类标准推荐如下：

分类		评估	恶性风险	处理建议
0		不完全	无法评估	结合其他影像检查再评估
1		阴性	0	常规体检随诊
2		良性	0	6~12 个月复诊
3		可能良性	≤ 2%	3~6 个月复诊，2 年无变化降为 2 类，有变化必要时临床干预
4	4A	低度恶性可能	2%~10%	根据情况短期随访或及时临床干预
	4B	中度恶性可能	10%~50%	临床干预或（及）治疗
	4C	进一步怀疑恶性	50%~95%	治疗
5		高度恶性可能	≥ 95%	积极治疗
6		已活检证实为恶性	—	积极治疗

八、乳腺微创旋切术

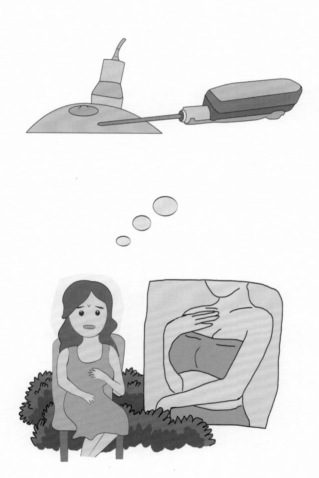

医生，我准备做试管婴儿，做乳腺彩超时发现有个2 cm肿块，平时自己没触摸到，医生建议我手术切除后再怀孕，我不想在乳房上留下开刀瘢痕，可以有其他办法吗？

结合你的初步情况，有办法使乳房不留瘢痕，可以做乳腺微创旋切手术。

那大概是怎么切除？我想了解一下。

乳腺微创旋切术全称真空辅助乳腺微创旋切手术。它主要由旋切切割活检针与真空抽吸装置构成，在影像（彩超或X线）引导下通过负压抽吸乳腺病灶，然后进行旋切获得病灶组织条，通过活检针内管运动将切除的组织标本通过活检针的自带管道运出体外，从而进行重复切割获取组织标本。整个操作过程在影像下实时连续监控操作，皮肤切口为3~5 mm，具有安全性高、诊断准确率高、创伤小、美容效果好等优点，可作为乳腺病灶病理诊断的一种活检手段，也可作为一部分乳腺良性疾病的治疗手段。

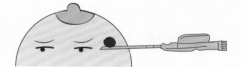

旋切刀置于病灶下方

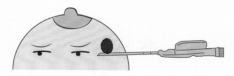

负压吸引

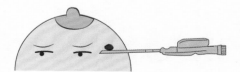

旋切开始，病灶部分被切除

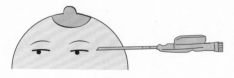

旋切结束

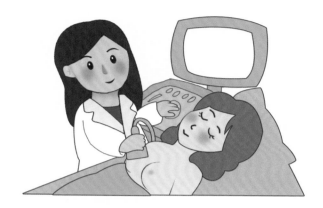

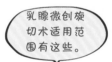

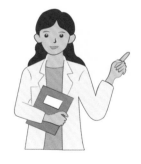

① 诊断性活检：临床触诊阴性，超声、钼靶或MRI检查发现BI-RADS分级为4~5级乳腺病灶。

② 良性肿瘤切除手术：临床影像学诊断为良性乳腺肿瘤，患者不愿接受观察或观察过程中肿瘤有明显变化（尤其适用于有妊娠计划或未婚女性有强烈美观要求者）、肿瘤直径≤2 cm（部分患者乳腺体积足够、肿瘤位置允许，肿瘤大小指征可适当放宽至2~3 cm）；单发的乳腺导管内乳头状瘤；部分男性患者对乳腺发育症手术有美观要求。

第三章

常见的乳腺问题

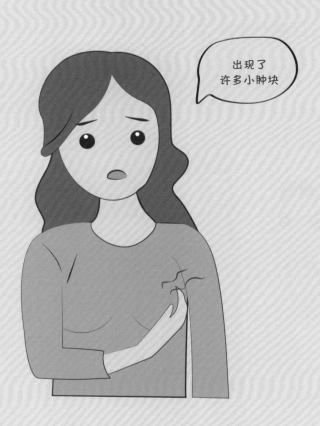

一、乳腺增生是病吗

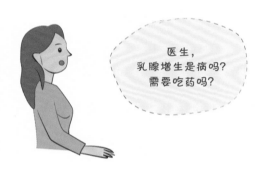

医生，
乳腺增生是病吗？
需要吃药吗？

大部分乳腺增生都不是病，也不需要吃药。乳腺增生是一个广泛的概念，包括单纯乳腺增生、乳腺腺病、乳腺囊性增生3个不同的阶段，均可表现为乳腺胀痛的症状，其中只有乳腺囊性增生阶段可能需要手术治疗。

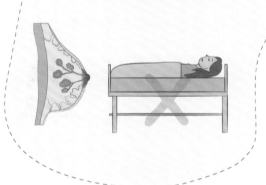

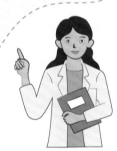

乳腺增生是由卵巢功能紊乱、雌激素分泌过多、孕激素分泌减少导致。

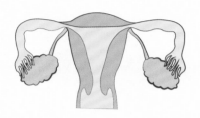

雌孕组合恢复正常水平时，乳腺组织也就恢复了常态。

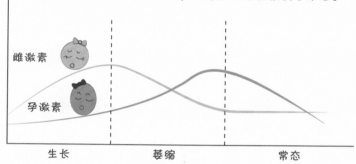

雌激素

孕激素

生长　　　　　萎缩　　　　　常态

雌激素刺激乳腺内的各种细胞增生，而孕激素会控制细胞的生长，通常乳腺的各种细胞在两种激素的作用下处于生长、萎缩、常态的循环状态。

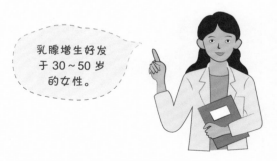

乳腺增生好发于30～50岁的女性。

乳腺增生发展到乳腺癌

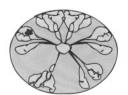

单纯乳腺增生

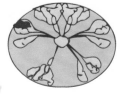

乳腺腺病

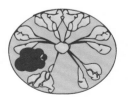

乳腺囊性增生

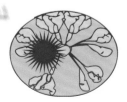

乳腺癌

尽管乳腺增生可以发展为乳腺癌，但这种概率极小。乳腺增生通常停留在单纯乳腺增生、乳腺腺病两个阶段。

29

乳腺增生的治疗

重视乳腺增生，先找专科医生检查与排查，医生会根据不同情形给出不同治疗建议。

1.一般治疗。

 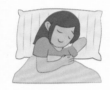

保持好心情、规律充足睡眠、低脂高纤维饮食、月经周期规律。

2.药物治疗。

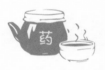 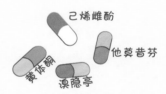

中药治疗、激素相关治疗（己烯雌酚、黄体酮、溴隐亭、他莫昔芬等）。

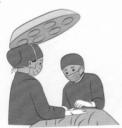

3.手术治疗。

前两种方法无效，肿块进展或存在发展为恶性的可能。

二、穿吊带的尴尬：副乳

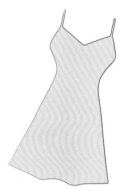

夏天，部分爱美女性喜欢穿吊带彰显靓丽，但也会遇到尴尬的事情：腋下多出两团"肉坨坨"——副乳。

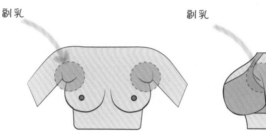

副乳　　　　　　　　　　副乳

副乳是指人体除了正常的一对乳房之外出现的多余乳房，一般在胸前或者腋下居多，有真性副乳、假性副乳之分。假性副乳是指腋窝脂肪堆积，尤其是在穿上内衣后，显得更为明显；真性副乳是指人类在胚胎发育时期到出生前，除胸前正常发育的一对乳房外，其余的原始乳房退化不全或继续发育形成多余的乳腺组织，可表现为有乳腺组织但无乳头、既有乳腺组织又有乳头、无乳腺组织但有乳头。

有副乳头有
乳腺组织

有副乳头没
乳腺组织

没副乳头有
乳腺组织

没副乳头没
乳腺组织
假副乳（只有脂肪）

真性副乳跟正常乳房一样，在不同时期出现不同生理反应且存在患乳腺疾病的风险，例如：月经周期性胀痛、妊娠期肥大、哺乳期泌乳、滋生肿瘤等。

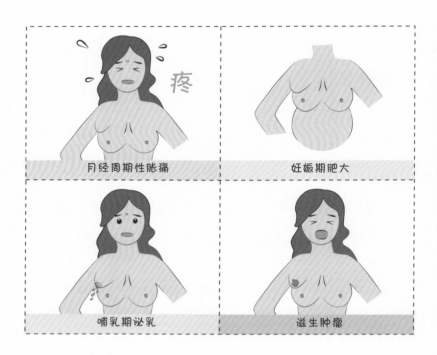

月经周期性胀痛

妊娠期肥大

哺乳期泌乳

滋生肿瘤

副乳一般不需要手术治疗，但有以下情况者，考虑手术切除：

① 明确副乳内有肿瘤或恶变。

② 副乳增长明显、胀痛或局部摩擦不适等影响社交活动及生活质量。

③ 副乳腺体较大影响外观或有美容要求。

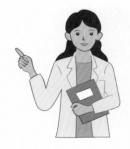

三、乳腺纤维腺瘤

乳腺纤维腺瘤是最常见的乳腺良性肿瘤，发病原因至今不明确。但其发病一般被认为与患者体内性激素水平失衡有关，见于月经初潮后各个年龄段，好发于青年女性，尤其小于 30 岁的女性多见，月经初潮前及绝经后少见，好发于乳房外上象限，表现为无意中触摸发现具有"滑脱"感的肿块。

乳腺纤维腺瘤可分为 3 种类型

普通型	青春型	巨大纤维腺瘤

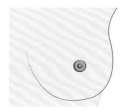 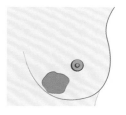 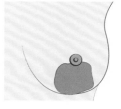

| 最常见的类型，肿瘤直径小于 3 cm。 | 发生于青少年时期，特点是生长较快，通常在一年左右长满整个乳房，皮肤扩张变薄，乳头移位。 | 肿瘤直径大于 5 cm，或质量大于 550 g，或占据 4/5 乳腺组织，肿瘤可呈分叶状。多发生于青春期或绝经前期女性。 |

乳腺纤维腺瘤的治疗

手术是唯一可治愈的方式，部分可选择延期手术或观察。

1.密切观察，复查随访。

用于年龄<25岁、肿瘤直径<2 cm或观察期间肿瘤无明显变化者。

2.纤维腺瘤适用手术切除者如下：

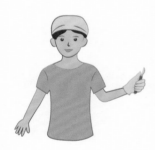

① 未婚者，婚前或孕前择期手术。

② 婚后者，计划孕前择期手术。

③ 孕后发现肿块者，孕后3~6个月内手术或根据情况密切观察至产后择期手术。

④ 年龄>35岁者，无论婚否，均建议手术。

⑤ 肿瘤增长迅速者，尽快手术。

纤维腺瘤生长迅速标准包括

6个月内肿瘤直径增长＞20%

<50岁者肿瘤最大径每月增长＞15%

≥50岁者肿块最大径每月增长＞13%

四、哺乳期乳腺炎

　　哺乳期乳腺炎患者指发生在哺乳期，伴有乳汁堵塞的乳腺急性非感染性或感染性的炎性疾病，多见于初产妇产后 3～4 周，为哺乳期女性最常见的疾病。患者早期感觉乳房疼痛、局部红肿、皮肤发热、有硬结，随炎症进展出现寒战、高热、乳腺脓肿形成。

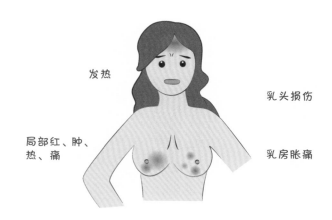

发热

乳头损伤

局部红、肿、热、痛

乳房胀痛

哺乳期乳腺炎形成的原因

1.乳汁淤积。

乳头皲裂、乳头过小或内陷　　　乳汁积聚过多、排出不畅

乳管不通，乳管本身炎症，肿瘤及外在压迫

乳房外伤　　　　　　　　　　　精神因素
内衣过紧、排空乳汁时人为损伤　情绪波动大、精神压力重、过度疲劳

2.细菌入侵。

35

哺乳期乳腺炎的治疗

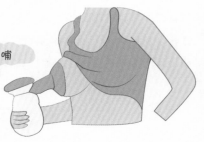

①一般治疗

健侧乳房继续哺乳，患侧乳房停止哺
乳。使用吸乳器吸尽、排空乳汁。

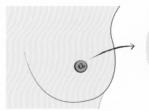

②局部治疗

治疗乳头皲裂；
局部理疗及外敷；
轻柔按摩、疏通排空乳汁；
脓肿形成后予以穿刺或手术引流脓液。

③整体治疗

感染症状明显时使用抗生素，根据药敏调整用药；
使用中医药；
感染严重或乳瘘时回乳治疗；
营养支持、休息。

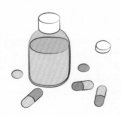

哺乳期乳腺炎的预防

① 清洁乳头，防止乳头损伤，排空乳汁。

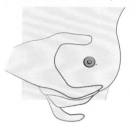

② 乳头内陷者，予以提拉矫正。

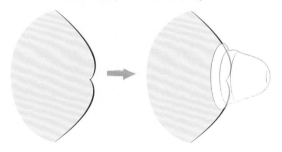

③ 采用正确的喂养方式，婴儿睡觉时不含乳头。

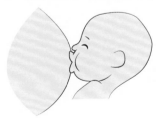

37

五、非哺乳期乳腺炎

在女性哺乳期，由于乳汁的堆积和哺乳等因素常常会引发炎症，但是对于非哺乳期的女性乳房也会发生炎症吗?

当！然！会！

非哺乳期乳腺炎是发生在女性非哺乳期、病因不明、良性、非特异性炎症性疾病，包括乳腺导管扩张症、肉芽肿性乳腺炎、浆细胞性乳腺炎。

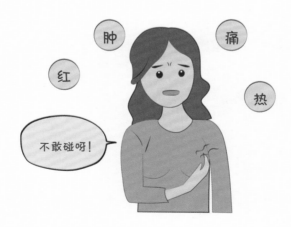

临床表现：红、肿、热、痛

肿
痛
红
热
不敢碰呀!

有硬结，难以与乳
腺癌相鉴别。

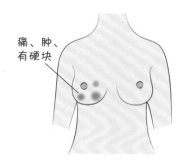

痛、肿、
有硬块

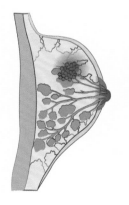

乳腺形成脓肿

特点

因病原不清楚，该病治疗难度较大，
病程长，反复发作，迁延不愈。

治疗

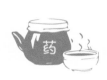

中药治疗对非哺
乳期乳腺炎有很
大优势。

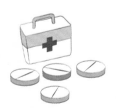

口服糖皮质激素。

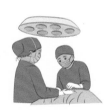

脓肿形成时可以
手术切开排脓。

六、男性乳房发育症

　　男性乳房发育症是由多种原因导致的男性乳房腺体导管、间质伴或不伴脂肪组织增生。可出现于单侧或双侧乳房，通常认定乳房腺体组织超过 5 mm 即可诊断为男性乳房发育症。

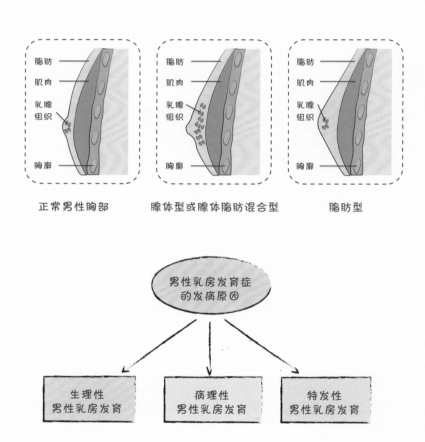

正常男性胸部　　　　腺体型或腺体脂肪混合型　　　　脂肪型

生理性男性乳房发育

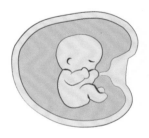

① 新生儿时由于受母体 - 胎盘 - 婴儿的雌激素刺激出现短暂男性乳房发育，2~3周后退缩。

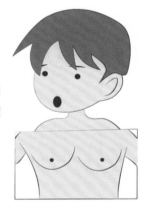

② 青春期男性睾丸分泌大量雌激素而促进乳腺发育。1.5~2年会自然恢复。

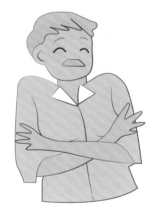

③ 老年期男性雄激素分泌下降，皮下脂肪增厚，促使雄激素转化为雌激素。

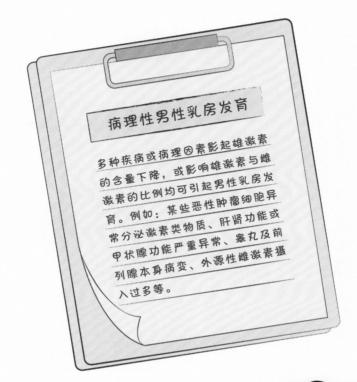

病理性男性乳房发育

多种疾病或病理因素影起雄激素的含量下降，或影响雄激素与雌激素的比例均可引起男性乳房发育。例如：某些恶性肿瘤细胞异常分泌激素类物质、肝肾功能或甲状腺功能严重异常、睾丸及前列腺本身病变、外源性雌激素摄入过多等。

特发性男性乳房发育：
病因未明。

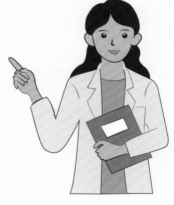

男性乳房发育的治疗方法

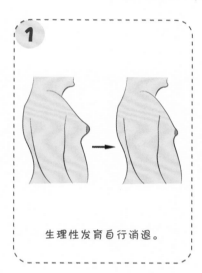

1

生理性发育自行消退。

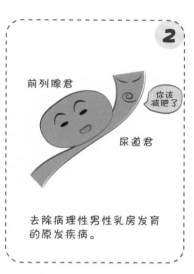

2

前列腺君

你该减肥了

尿道君

去除病理性男性乳房发育的原发疾病。

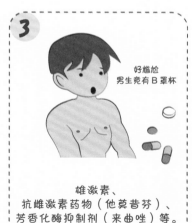

3

好尴尬
男生竟有B罩杯

雄激素、
抗雌激素药物（他莫昔芬）、
芳香化酶抑制剂（来曲唑）等。

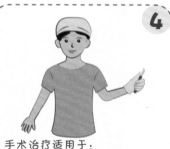

4

手术治疗适用于：
1）腺体体积较大，不消退或持续增大者；
2）影响患者生活及社交活动，药物治疗无效者；
3）影响形体美观，可能由此导致心理障碍者；
4）疑有恶变者。

第四章

乳腺癌的流行现状、病因及症状

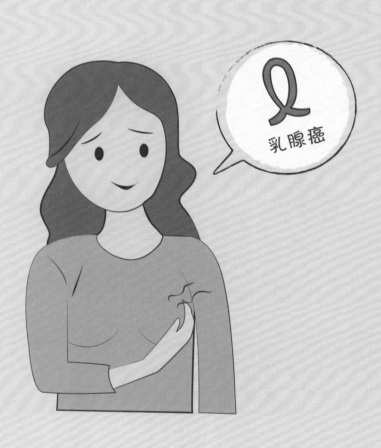

乳腺癌

一、乳腺癌的流行现状

在中国，乳腺癌的发病率居女性恶性肿瘤发病率的首位。

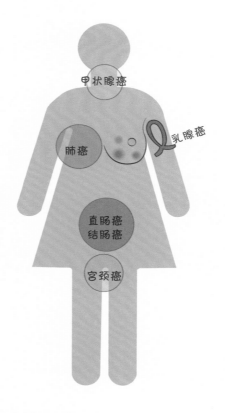

 中国乳腺癌发病特征：发病率、死亡率迅速上升，年龄分布于 45～55 岁，平均 50 岁。

二、乳腺癌的患病因素有哪些

（一）有充分证据表明会增加乳腺癌发病风险的危险因素

1.家族史和遗传。

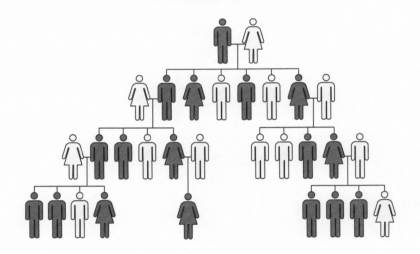

● 携带癌症基因，并且是显性
○ 不携带癌症基因
● 携带癌症基因，但不是显性

乳腺癌有明显的家族易感性，美国国家癌症研究所公布的数据显示，如果有一位一级亲属患乳腺癌，那么本人患乳腺癌的风险是一般人的2倍；如果有两位一级亲属患乳腺癌，那么本人患乳腺癌的风险增至5倍。

2.内源性雌激素。

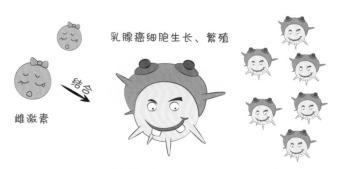

乳腺癌细胞生长、繁殖

雌激素

　　雌激素和孕酮水平是乳腺癌细胞生长繁殖的基础，其中与雌激素的关系最为密切，雌激素与癌细胞上的受体结合，促进癌细胞的生长繁殖。乳腺癌的发病风险随着卵巢活动周期数量的累积而增高，初潮年龄小和绝经年龄晚的女性患乳腺癌的风险更高。

3.乳腺密度。

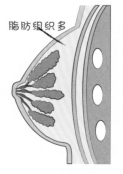
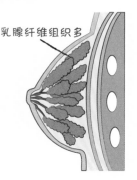

脂肪组织多

乳腺纤维组织多

乳腺密度低

乳腺密度高

　　随着乳腺钼靶检查的广泛应用，许多研究一致发现乳腺更致密的女性更容易发生乳腺癌。

（二）可调节危险因素

　　有充分证据表明会增加乳腺癌发病风险的可调节危险因素包括：激素替代疗法，如口服含雌激素的保健品和食品；电离辐射暴露；肥胖；饮酒。

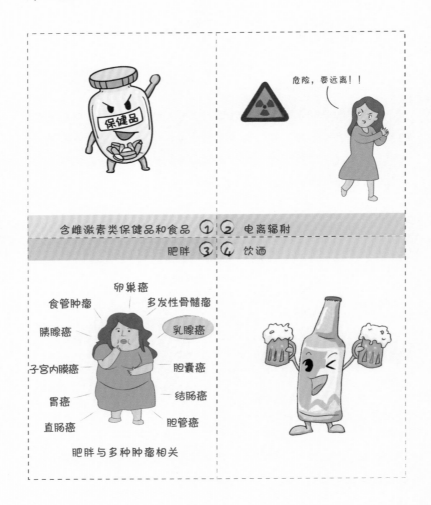

（三）降低乳腺癌发病风险的保护因素

1.早期妊娠。

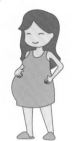

初产年龄＜20岁的女性发生乳腺癌的风险是从未生育或初产年龄晚于35岁女性的一半。

2.母乳喂养。

哺乳可降低乳腺癌发病的风险，每生下一胎可降低7%的风险，每多哺乳一年可降低4.3%的发病风险。

3.运动。

运动能减少乳腺癌发病的风险，尤其是生育过的女性！

滚蛋吧！
肿瘤君！

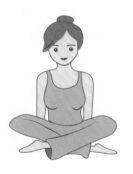

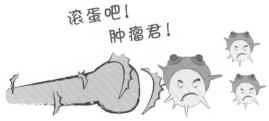

三、乳腺癌会遗传吗

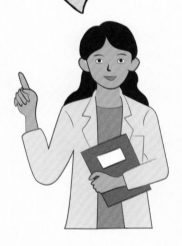

乳腺癌发病的两大重要因素为环境和遗传，环境因素扮演主要角色，仍有 5%~10% 乳腺癌的发病和高显性乳腺癌易感基因的突变直接相关。

乳腺癌会遗传！

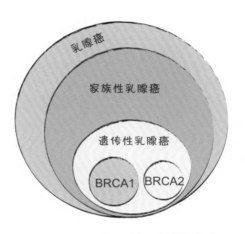

遗传性乳腺癌指具有明确遗传因子的乳腺癌，比如BRCA1 和 BRCA2 基因的突变。而家族性乳腺癌是指家族中有两个具有血缘关系的成员患有乳腺癌。相当部分的乳腺癌并没有家族史，是散发的。因此，从概念大小来说乳腺癌包含家族性乳腺癌，而家族性乳腺癌包含遗传性乳腺癌。

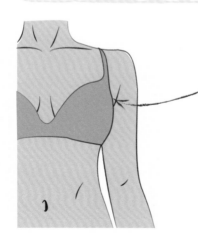

BRCA1、BRCA2

遗传性乳腺癌的发生与明确的基因突变有关，其中最多见的为BRCA1 和 BRCA2 相关乳腺癌。

四、乳腺癌的症状

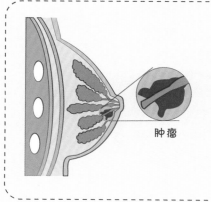

① 乳房肿块

乳房肿块是乳腺疾病最普遍的临床症状，80%的乳腺癌患者以此为主诉而就诊。

肿瘤

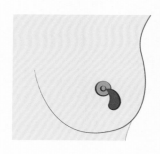

② 乳头溢液

乳头溢液分为血性、血清样、水样、浆液性、脓性或者乳汁样等。尽管大部分乳头溢液是生理性的，但病理性的乳头溢液仍需要重视。

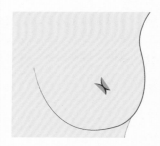

③ 乳头回缩、乳头糜烂

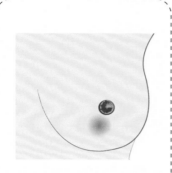

④ 皮肤红肿、溃疡

⑤ 腋窝淋巴结肿大

乳腺癌乳房会疼痛吗?

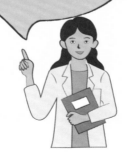

尽管很多患者是因为乳房疼痛就诊意外发现乳腺癌,但事实上乳腺癌极少表现为乳房疼痛,仅仅个别病例显示肿块部位的疼痛。

五、乳腺癌的预防

目前乳腺癌的预防最主要是二级预防，

也就是**早发现、早治疗。**

乳腺癌是可以治愈的疾病，筛查尤其重要。

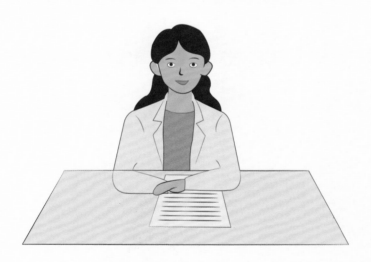

对于高危人群预防方式的研究，主要有预防性卵巢
切除术、预防性乳腺切除术和化学预防。

第五章

乳腺癌的病理报告怎么看

医生
我的病理报告看起来太复杂了
求解答

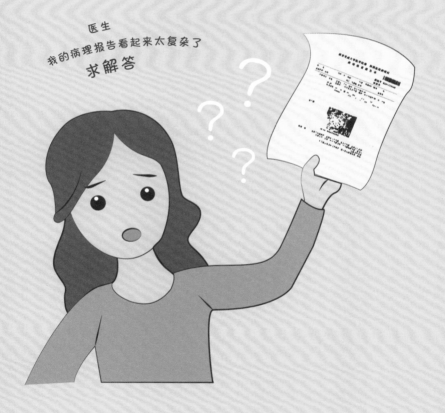

一、肿瘤的组织学分型及分级

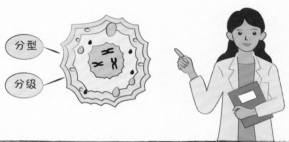

组织学类型	特点
原位癌	以小叶原位癌和导管内癌常见，几乎不发生淋巴结转移和远处转移，预后好。
浸润性癌	以浸润性导管癌常见，可能发生淋巴结转移和其他器官转移。

一图看懂乳腺癌转移途径

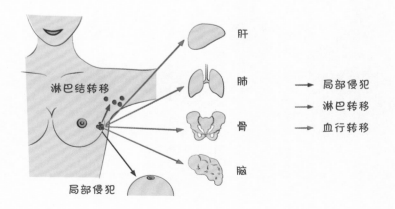

组织学分级：反映肿瘤与正常组织的差异，分为 1 至 3 级，分级越高肿瘤的生物行为越差，恶性程度越高。

1 级	高分化
2 级	中分化
3 级	低分化

二、肿瘤的大小

Tis	原位癌
T1	≤ 2 cm
T2	2 ~ 5 cm
T3	> 5 cm
T4	侵犯胸壁和皮肤

三、淋巴结转移情况

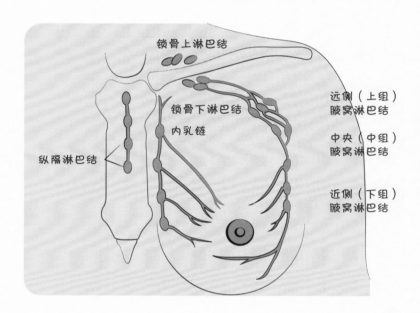

锁骨上淋巴结

锁骨下淋巴结

内乳链

纵隔淋巴结

远侧（上组）
腋窝淋巴结

中央（中组）
腋窝淋巴结

近侧（下组）
腋窝淋巴结

病理报告中淋巴结转移情况通常表示为：

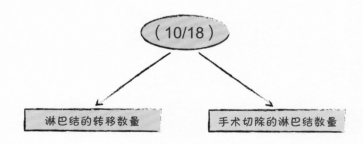

（10/18）

淋巴结的转移数量   手术切除的淋巴结数量

淋巴结分期情况如下表所示：

PN0	无淋巴结转移
PN1	1～3 枚淋巴结转移
PN2	4～9 枚淋巴结转移
PN3	10 枚以上淋巴结转移

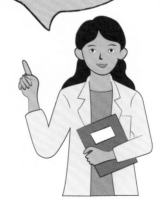

理论上淋巴结转移越多，预后越差，但也不是绝对的，积极配合治疗，才能获得更好的治疗效果哦！

四、累及范围

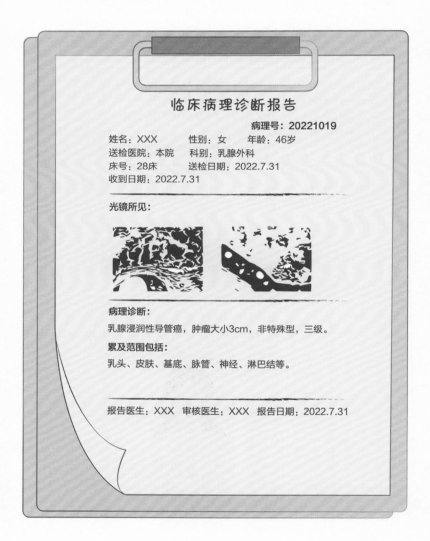

临床病理诊断报告

病理号：20221019

姓名：XXX　　性别：女　　年龄：46岁
送检医院：本院　科别：乳腺外科
床号：28床　　送检日期：2022.7.31
收到日期：2022.7.31

光镜所见：

病理诊断：

乳腺浸润性导管癌，肿瘤大小3cm，非特殊型，三级。

累及范围包括：

乳头、皮肤、基底、脉管、神经、淋巴结等。

报告医生：XXX　审核医生：XXX　报告日期：2022.7.31

五、乳腺癌的分子分型

① 免疫组化报告中的关键指标

ER	雌激素受体
PR	孕激素受体
HER-2	人类表皮生长因子受体2
Ki-67	增殖指数

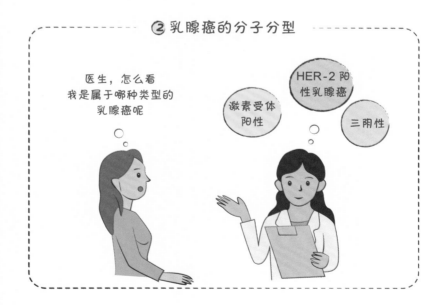

② 乳腺癌的分子分型

医生，怎么看我是属于哪种类型的乳腺癌呢

激素受体阳性

HER-2阳性乳腺癌

三阴性

ER、PR 的检测与意义

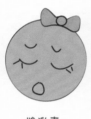

雌激素

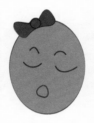

孕激素

医生，我的病理报告上的 ER、PR 是什么意思呢？

ER 代表雌激素受体，PR 代表孕激素受体，病理科通过免疫组化可检测 ER、PR 的数量，它们可提示乳腺癌的预后信息并指导内分泌治疗，内分泌治疗对 ER、PR 阳性的乳腺癌患者有效。

HER-2 的检测与意义

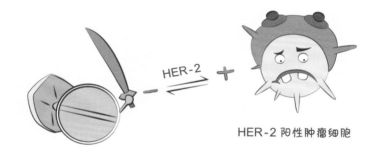

HER-2 阳性肿瘤细胞

HER-2 是细胞膜上的一种蛋白，可以调控肿瘤细胞的生长、增殖。靶向药物识别并靶向 HER-2 蛋白后吸附在肿瘤细胞表面，干扰肿瘤细胞生长从而起到消灭肿瘤的作用。

如何确定是 HER-2 阳性

免疫组化法（IHC）	
HER-2：3+	HER-2 阳性
HER-2：2+	结果不确定，进一步行 FISH 检测
HER-2：1+ / HER-2：0	HER-2 阴性

乳腺癌的分子分型

分子分型	免疫组化	特点
Luminal A 型	ER、PR 阳性且 PR 高表达，HER-2 阴性，Ki-67 低表达。	此型在乳腺癌中预后最好，多属早期乳腺癌，复发风险较低，对内分泌治疗敏感。
Luminal B 型	ER 阳性，PR 低表达或阴性，HER-2 阴性，Ki-67 高表达。	此型部分存在远处转移风险，以化疗和内分泌治疗为主。
HER-2 阳性型	（HR 阴性）ER、PR 阴性，HER-2 阳性，任何 Ki-67。	此型恶性程度高，进展迅速，对化疗和靶向治疗敏感。
	（HR 阳性）ER 阳性，任何 PR，HER-2 阳性，任何 Ki-67。	
三阴性型	ER、PR 阴性，HER-2 阴性，任何 Ki-67。	此型恶性程度高，变化快，预后差，化疗是目前主要治疗手段。

　　乳腺癌分子分型较复杂，具体治疗要听从临床医师意见哦。

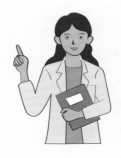

第六章

乳腺癌的外科治疗

目前乳腺癌的治疗已经从单一的手术模式转变为手术为首，辅以综合治疗、个体化治疗。

对乳腺癌的治疗已进入综合治疗时代

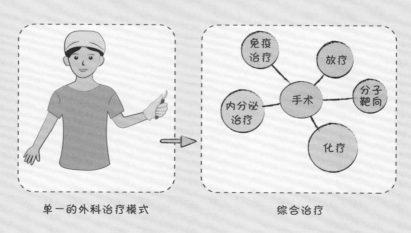

单一的外科治疗模式   综合治疗

患者预后明显改善

乳腺癌是预后最好的恶性肿瘤之一

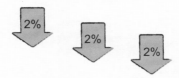

自 1990 年以来，乳腺癌死亡率平均每年稳步下降 2%

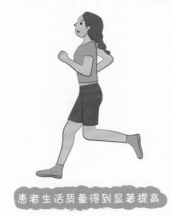

患者生活质量得到显著提高

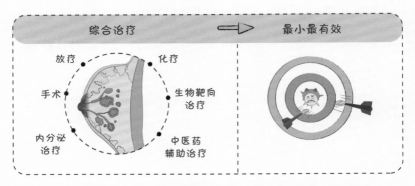

综合治疗反过来推动了乳腺癌外科治疗从"最大可耐受"向
"最小最有效"模式发展。

一、手术前需要哪些准备

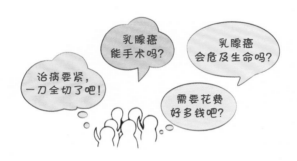

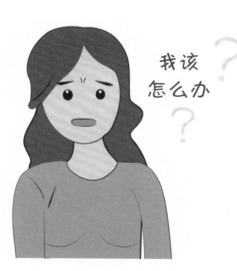

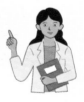

患者术前需要做的事情

完善术前检查。

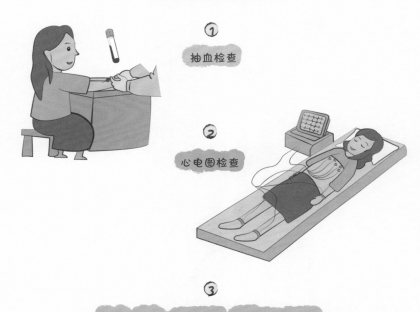

① 抽血检查

② 心电图检查

③ 乳腺、腹部、妇科彩超,必要时心脏彩超。

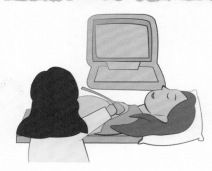

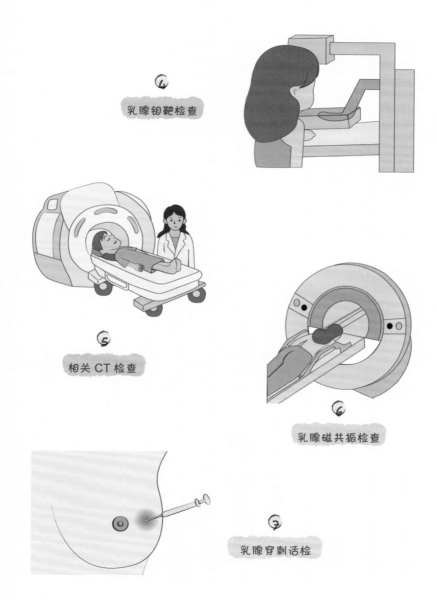

乳腺钼靶检查

相关 CT 检查

乳腺磁共振检查

乳腺穿刺活检

控制基础疾病。

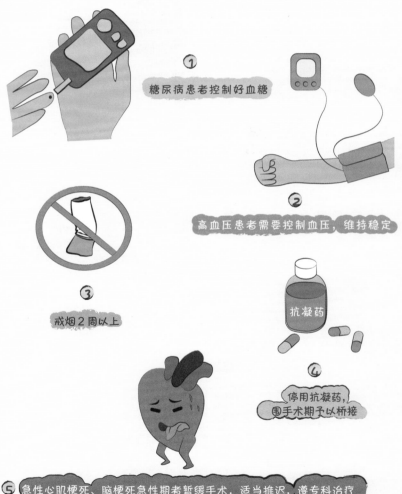

① 糖尿病患者控制好血糖

② 高血压患者需要控制血压，维持稳定

③ 戒烟2周以上

抗凝药

④ 停用抗凝药，围手术期予以桥接

⑤ 急性心肌梗死、脑梗死急性期者暂缓手术，适当推迟，遵专科治疗

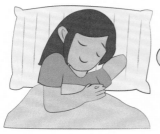

适当的休息,保证充足的睡眠。

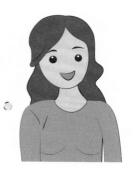

做好充分的心理准备,拒绝焦虑。

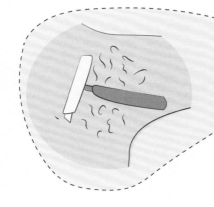

术前备皮,保持清洁。

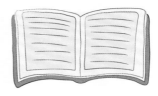

了解、学习乳腺相关知识,遵守术前宣教。

与医生及家属充分沟通病情。

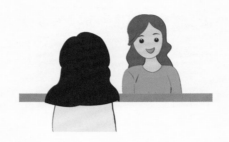

充分选择。

患者仅需要参考医生的建议，与医生积极沟通各种方案的利弊，

用心做一个选择，并最大限度获得家属的支持。

手术签字。

手术当日

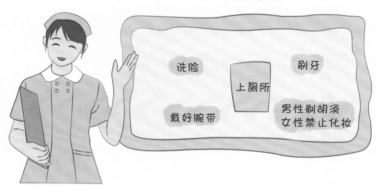

洗脸　　　　　刷牙

上厕所

戴好腕带　　男性剃胡须
　　　　　　女性禁止化妆

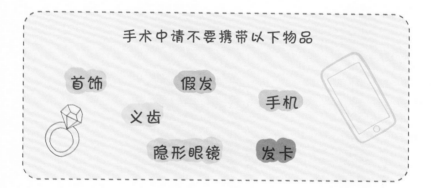

手术中请不要携带以下物品

首饰　　　　假发

义齿　　　　　　手机

隐形眼镜　　发卡

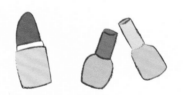

不可化妆、不可涂指甲油

73

术前禁食一览图

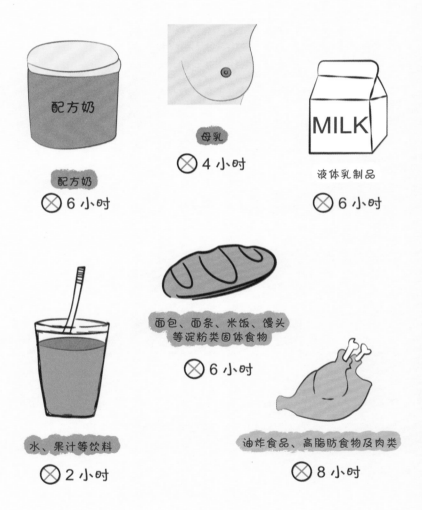

配方奶
⊗ 6 小时

母乳
⊗ 4 小时

液体乳制品
⊗ 6 小时

水、果汁等饮料
⊗ 2 小时

面包、面条、米饭、馒头
等淀粉类固体食物
⊗ 6 小时

油炸食品、高脂肪食物及肉类
⊗ 8 小时

医生术前需要做的

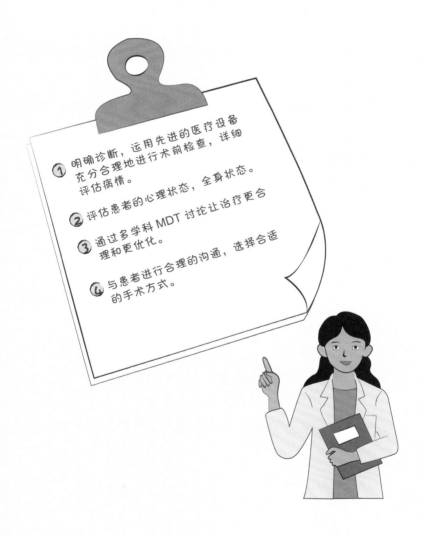

① 明确诊断，运用先进的医疗设备充分合理地进行术前检查，详细评估病情。

② 评估患者的心理状态，全身状态。

③ 通过多学科 MDT 讨论让治疗更合理和更优化。

④ 与患者进行合理的沟通，选择合适的手术方式。

二、乳腺癌的常见手术方式

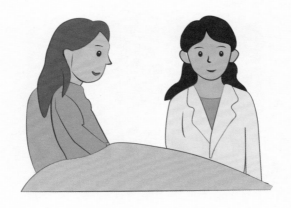

目前乳腺癌的手术方式有多种可选择，
具备多样性。
手术方式选择个体化，
通过医患沟通选择最适合患者的手术方式。
目前手术治疗越来越精准，
手术的方式向小而精和全方位满足患者需要两个方向展开。

乳腺癌的各种全乳根治手术

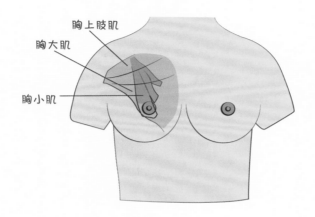

胸上肢肌
胸大肌
胸小肌

1 乳腺癌根治术（Halsted 手术）切除乳房、胸大肌、胸小肌，联合腋窝和内乳淋巴结清扫，不良反应多，目前很少应用。

2 乳腺癌改良根治术，改良 I 式，又称 Patey 术式，保留胸大肌，切除乳房及胸小肌，腋窝淋巴结清扫；改良 II 式，又称 Auchincloss 术式，同时保留胸小肌、胸大肌。改良根治术适用于 I 期、II A 期、II B 期及部分 III A 期浸润性乳腺癌患者。

3 单纯乳房切除仅切除乳腺组织、乳头、部分皮肤和胸大肌筋膜。适用于非浸润性癌、微小癌、湿疹样癌、年老体弱不能耐受根治手术者，或肿瘤较大破溃出血者。

保乳手术

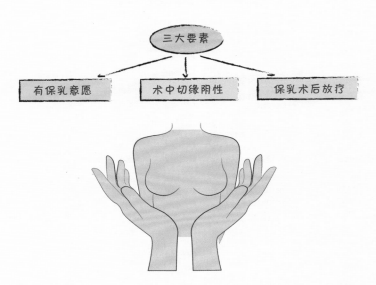

三大要素

有保乳意愿　　术中切缘阴性　　保乳术后放疗

豁免放疗的情况：70 岁以上，病理 T1N0M0，激素受体阳性，切缘阴性能接受规范内分泌治疗。

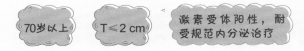

70岁以上　　T≤2 cm　　激素受体阳性，耐受规范内分泌治疗

是否适合保乳需经过专业医生的评估。

（1）肿瘤大小 T1 和 T2 分期，T3 以上经术前治疗降期后慎重评估，并有充分的医患沟通。

（2）乳腺外形比例适当，具备足够的保乳空间。

（3）病灶局限能完整 R0 切除。

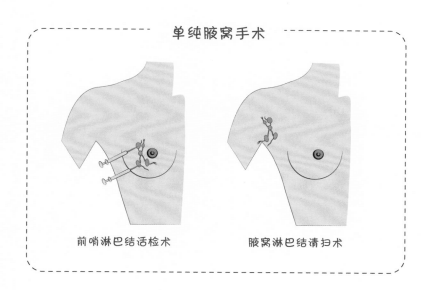

单纯腋窝手术

前哨淋巴结活检术　　　　腋窝淋巴结清扫术

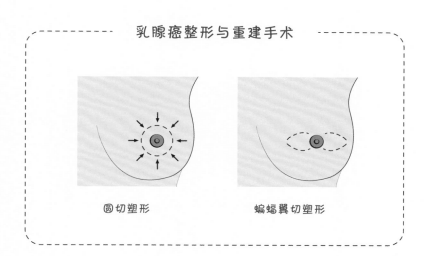

乳腺癌整形与重建手术

圆切塑形　　　　蝙蝠翼切塑形

乳房重建手术时机

即刻乳房重建，延时乳房重建，即刻－延时乳房重建。

乳房重建手术方式

植入物重建；自体组织重建，如 TRAM、DIEP 等；植入物联合自体组织乳房重建，如背阔肌联合假体乳房重建手术。

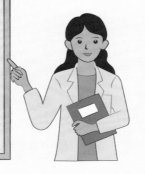

植入物重建手术

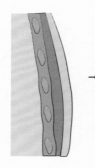 → 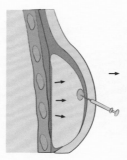 →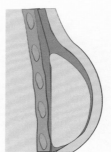

即刻－延时乳房重建

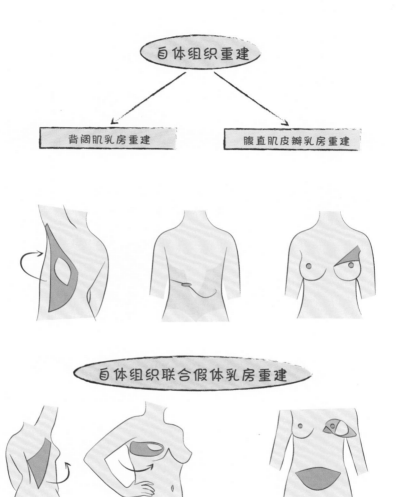

自体组织重建

背阔肌乳房重建

腹直肌皮瓣乳房重建

自体组织联合假体乳房重建

背阔肌（联合假体）乳房重建　　　　　腹直肌（联合假体）乳房重建

81

三、术后注意事项

1 术后 4 小时绝对禁食，
不要自行进食或者饮水。

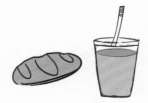

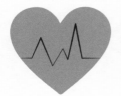

2

术后短时间需要监测生命体征。

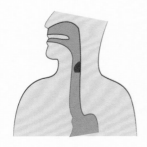

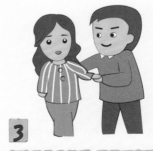

3

麻醉药物失效后，尽早下床活动。

4

呕吐物需要及时清除干净，
以免出现误吸。

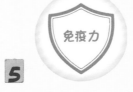

免疫力

5

提高免疫力，接受术后的辅助治疗。

6

术后饮食以易消化、高蛋白质、含有丰富维生素的食物为主。

--- 优质蛋白质食物 ---

| 鱼肉、虾肉、蟹肉、贝类等。 | 猪肉、牛肉、羊肉，鸡肉、鸭肉、鹅肉等非水产肉。 | 鸡蛋、鸭蛋、鹌鹑蛋等最接近人体氨基酸模式的蛋白质。 | 纯奶、奶酪、酸奶等。 | 大豆、豆腐、豆干等豆制品。 |

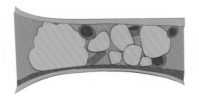

7 注意保持引流管通畅，防止其滑脱或堵塞，卧位翻身幅度不宜过大。

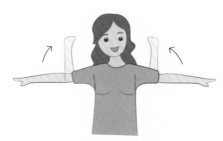

8 适时的上肢功能锻炼。

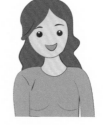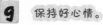

9 保持好心情。

第七章

乳腺癌的化疗

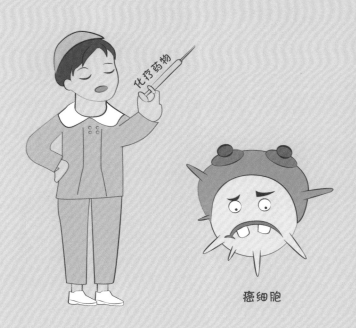

癌细胞

一、化疗可怕吗

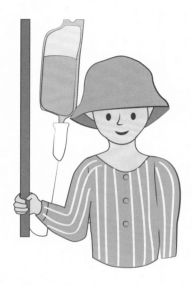

化疗是化学治疗的简称，是通过使用化学药物杀灭癌细胞的一种方法。

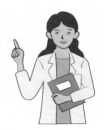

化疗并非像流传的那么恐怖。化疗是乳腺癌治疗的非常重要的手段之一。

目前有明确的证据表明（50 年的乳腺癌术后随访研究），做化疗的患者比不做化疗的患者生存时间明显延长。

目前对癌症的有效治疗手段中，手术及放疗均是局部治疗手段，化疗才是全身性治疗，通过手术加术后的辅助化疗可以使更多的乳腺癌患者达到治愈的目标，延长生命，保证生活质量。即使是晚期乳腺癌患者，通过化疗等综合治疗手段也可以获得很长的生存时间。

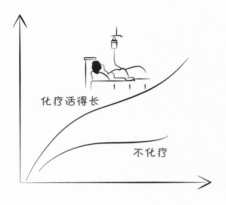

化疗活得长

不化疗

温馨提示

① 了解化疗的方案安排，例如有间隔 21 天或 14 天一个周期的方案，避免耽误治疗。

② 注意休息和饮食调配，化疗前患者每天要保持足够的睡眠时间，同时饮食注意菜肴的色香味搭配，保证足够的蛋白质摄入，多吃富含维生素、易消化的食物，多吃水果、蔬菜，少吃油煎炸食物。
保持身体和口腔的清洁。

③ 配合医生做一些必要的检查，如血常规、肝肾功能、心电图、B 超、胸部 X 线等。

二、化疗为什么要留置 PICC 管

化疗前通常需要留置 PICC 管，可以保护外周静脉和皮肤等组织不受化疗药物的损伤。多次化疗时不用反复穿刺，使用更方便。

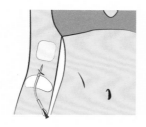

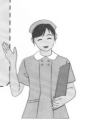

PICC 置管后需要专业护理人员定期维护，需要定期更换贴膜、更换肝素帽，保持 PICC 管的通畅。

留置 PICC 管期间的注意事项

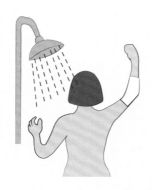

可以在保护好 PICC 管外露段的情况下淋浴，不适合盆浴。

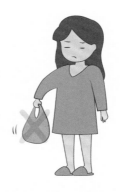

不限制手臂的日常活动，但也不能从事提重物等重体力活。

出现下列情况时需要及时到医院处理

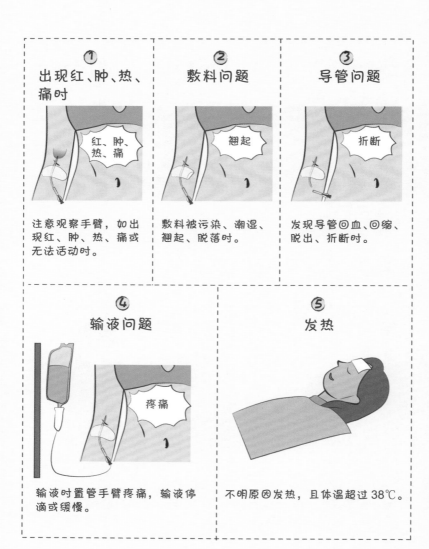

① 出现红、肿、热、痛时

红、肿、热、痛

注意观察手臂，如出现红、肿、热、痛或无法活动时。

② 敷料问题

翘起

敷料被污染、潮湿、翘起、脱落时。

③ 导管问题

折断

发现导管回血、回缩、脱出、折断时。

④ 输液问题

疼痛

输液时置管手臂疼痛，输液停滴或缓慢。

⑤ 发热

不明原因发热，且体温超过38℃。

88

三、化疗常见不良反应

1. 血细胞减少。

　　各种化疗药物（如蒽环类、紫杉类）并不能准确识别肿瘤细胞，在杀死癌细胞的同时会杀死白细胞、红细胞和血小板等血细胞。

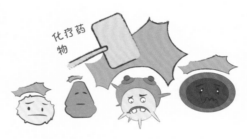

白细胞　　血小板　　癌细胞　　红细胞

　　抑制白细胞、红细胞以及血小板减少会带来一定危害。白细胞 < $1.0×10^9$/L，特别是粒细胞 < $0.5×10^9$/L 持续 5 天以上，患者发生严重细菌、真菌或病毒感染的概率将大大增加，可达 90% 以上，且病情严重。当血小板持续降低，特别是 < $20×10^9$/L 时患者有出血的危险，可发生脑出血、胃肠道出血及妇女月经量明显增加等。

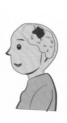
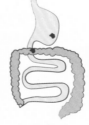
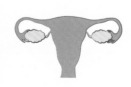

脑出血　　　　　　胃肠道出血　　　　　月经量明显增加

治疗：

① 配合医师的治疗，白细胞降低，使用 G-CSF 或 GM-CSF。血小板降低，使用 IL-11 或 TPO。红细胞降低，则使用 EPO。如果骨髓抑制较重，还可以相应成分输血。

② 尽量减少外出，外出时可佩戴口罩，避免接触感染源，从而减少感染概率。血小板减少时要避免撞击，情况严重时需要使用止血药。

③ 控制好血糖，避免感染，改善肝功能，治疗脾功能亢进。在使用药物时尽量使用对骨髓抑制作用小的药物。

④ 必要时降低化疗药物剂量。

小提示

化疗导致血细胞减少并不可怕，因为这种情况是可逆的，经过一段时间会恢复！

2. 脱发。

化疗十分霸道，它敌我不分，本着"宁可错杀"的态度将生长快了的细胞统统灭掉。

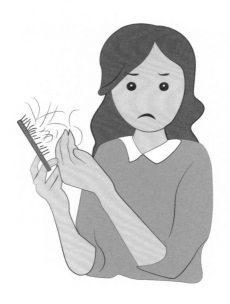

很多治疗乳腺癌的化疗药物都会导致脱发，如蒽环类（就是常说的"红药水"）、紫杉类药物等。脱发一般发生在首次化疗后2周左右，但脱发不是永久性的，它只是化疗药物对毛囊的一种短暂性损伤，因此，不必过分担心和困扰。

新长出来的头发可能和之前有所不同，比如直发可能变成了卷发。

3.恶心、呕吐。

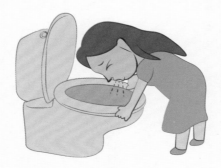

　　化疗导致的恶心、呕吐究竟有多"厉害"？恶心、呕吐是化疗患者最常见的不良反应，有临床统计表明，在不给予呕吐预防用药的情况下，化疗相关恶心、呕吐发生率达 70%～80%。

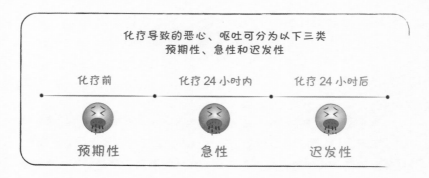

化疗导致的恶心、呕吐可分为以下三类
预期性、急性和迟发性

化疗前	化疗 24 小时内	化疗 24 小时后
预期性	急性	迟发性

　　化疗会导致三种不同类型的呕吐：在治疗开始后 1～2 小时出现，4～6 小时达到高峰的急性呕吐，治疗 24 小时后的迟发性呕吐，以及在下一次治疗开始前的预期性呕吐，不仅严重影响着患者的身心，且阻碍药物发挥应有的抗癌作用。

化疗药物引起呕吐的机制

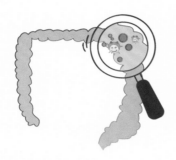

① 损伤肠道黏膜

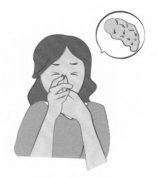

② 化疗导致脑中枢神经释放 p 物质引发延迟性呕吐

注意啦

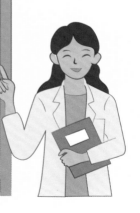

　　患者应提前开展防治措施。在医师的帮助下，提前准备一些预防或治疗恶心的药物，按医嘱定期服用，如果某种药物不起作用，应及时与医生沟通，找到最适合自身的药物。同时，化疗期间应注重调节膳食摄入，远离油腻、过甜、过热、辛辣以及强烈气味的食物，在营养均衡的基础上，适当多进食优质蛋白质、富含维生素和矿物质的食物，坚持少食多餐的原则，尽可能地多补充液体，缓解水电解质平衡，促进体内毒素的排出。

四、化疗期间的饮食

1. 首先要加强营养，各种食物摄取全面均衡，这样才能保证能量的充足。同时要补充优质蛋白质，比如牛奶、蛋类、肉类等，也要摄取富含维生素的新鲜蔬菜水果。

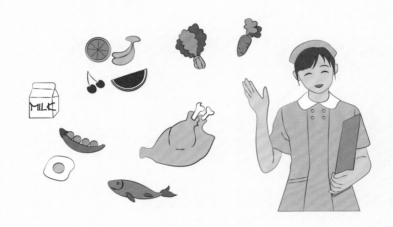

2. 如果出现贫血，首先考虑补铁。动物内脏是补铁食物的首选，尤其是肝脏，其次还有动物血、牛肉、瘦肉等，这些食物中含有的是血红素铁，我们机体能够较好地吸收。菠菜、黑木耳、蛋黄、豆类等食物中含铁量虽高，但是为非血红素铁，吸收率较低，不是补铁的好选择。

3. 应尽量少喝茶和咖啡。

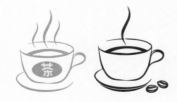

乳腺癌化疗期间的饮食无须太多的忌口，合理调配饮食，可提高机体抵抗力，对患者的治疗和康复十分有利。总体上要遵循以下原则。

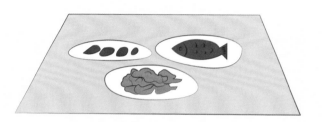

化疗前

要均衡饮食，每日饮食中包含谷薯类（米饭、面食）、蔬菜水果类、肉禽蛋类、奶及豆制品类以及少量油脂类五大食物。每日4~5餐，加餐以水果为主。化疗前一天进低脂肪、高碳水化合物、高维生素和含丰富矿物质的食物，如米饭、面食、鱼肉、鸡肉、鸡蛋、瘦肉、豆腐、蔬菜、水果等。

化疗中

进食低脂肪、高碳水化合物、少量优质蛋白质食物，以食谷类、蔬菜、水果为主，配以容易消化的鸡肉、鱼肉和鸡蛋等，可以适当补充蛋白质（大豆或蛋清），少油。如果治疗反应较重，饮食以流质为主。咀嚼生姜有一定的止呕作用。

化疗后

化疗后身体较虚弱，宜选择营养丰富且易于消化的食物，如软饭、稀饭、面包、馒头、包子、鱼肉、鸡蛋、鸡肉、土豆、香蕉、果酱等。少吃多餐，适当运动，用酸奶替代牛奶，以免腹部胀气。也可以用姜来刺激食欲。

第八章

乳腺癌的放疗

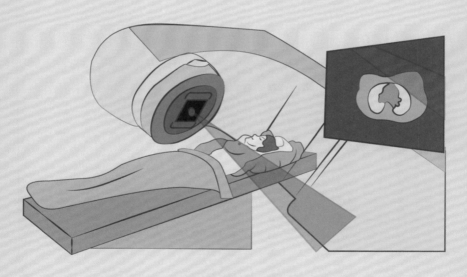

作为肿瘤治疗的"三剑客"之一，
约有 70% 的癌症患者在治疗的过程中需要接受放疗

一、什么是放疗

放射治疗简称放疗，就是人们常说的"照光"，
是利用放射线杀死肿瘤细胞的局部治疗方法。

放疗按放射源与病变的距离分为远距离治疗和近距离治疗。

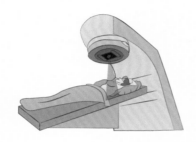

远距离治疗

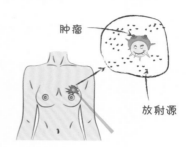

肿瘤

放射源

近距离治疗

远距离治疗

远距离治疗又称**外照射**，是治疗时放射源距人体有一定距离的
照射，主要特点是治疗计划设计合理时受照射靶区内剂量相对均匀，
深部 X 线机、加速器等均为外照射的工具。

近距离治疗

近距离治疗又称**内照射**，是指放射源与肿瘤距离很近的放疗，
也称腔内和组织间放疗。内照射常需要与外照射结合起来使用。

放疗按治疗目的分为根治性放疗、辅助性放疗和姑息性放疗。

根治性放疗

旨在治愈肿瘤的放疗。

辅助性放疗

常与手术或化疗联合，用于局部晚期患者的治疗，
根据辅助性放疗与手术的关系，可分为术前、术中和术后放疗。

姑息性放疗

旨在减轻患者痛苦，尽量延长患者生存时间的放疗，
可用于缓解肿瘤压迫、镇痛、止血等。

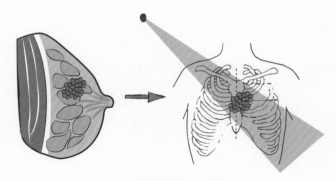

乳腺癌骨转移部位的放疗

二、放疗常用的技术

医生，放疗常用的技术有哪些？

放疗常用的技术有常规放疗、三维适形放疗、调强放疗、立体定向放疗。

有这么多放疗技术，那我们该怎样选择呢？

常规放疗方法简单易行但精度差，不良反应大。

三维适形放疗相当于常规放疗的一次变革，但剂量分布与靶区适形度仍不够，靶区剂量无法进一步提高。

调强放疗是三维适形放疗的拓展，靶区剂量可有效提高，也能更好地保护周边正常器官。调强放疗是目前临床上常用的放疗技术，乳腺癌术后放疗也是选用此技术。

立体定向放疗技术的基本原理是聚焦式的照射，放疗次数少，一般使用单次和大剂量分割放疗。

三、放疗与化疗的区别

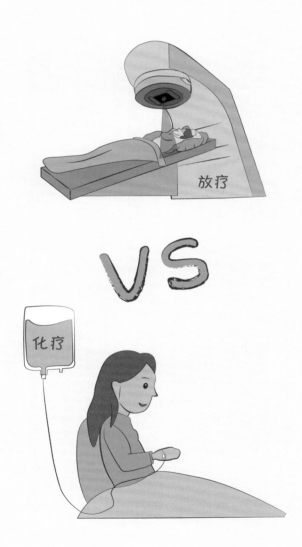

比较对象	放疗	化疗
作用范围	物理治疗,作用于局部。	化学治疗,作用于全身。
作用原理	通过射线杀死癌细胞。	通过药物杀死癌细胞。
治疗时间	常规分割放疗1次/天,周一到周五,每次照射几分钟至十几分钟。	总共需4至8个周期,周期之间间隔2周或3周,一个周期需数小时。
不良反应	(1)全身反应:乏力、食欲差、骨髓抑制等。 (2)局部放射性损伤:放射性皮炎、放射性肺炎、放射性食管炎、放射性心脏损伤等。	恶心呕吐、白细胞减少、脱发、心律失常、四肢麻木等。

四、放疗的适应证

　　乳腺癌的术后放疗是为了预防乳腺癌复发或者进一步达到根治，利用放射线照射原有肿瘤部位及邻近区域，用以"减杀"可能残留的癌细胞以降低局部复发概率及提高治愈率。

　　乳腺癌复发或转移部位的放疗是为了缓解局部症状，延长患者生存时间。

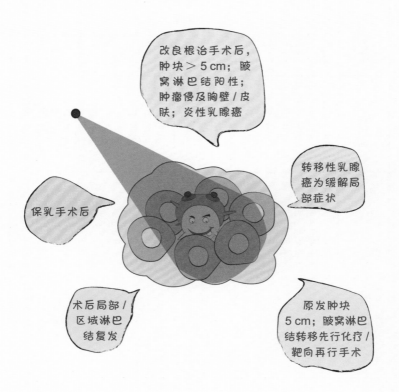

保乳术后都要放疗吗?

原则上是的,对于 70 岁以上的老年人或者低危组部分患者可以豁免放疗。

乳腺全切术后哪些情况需要放疗?

肿块大于 5 cm,腋窝淋巴结阳性,肿瘤侵及胸壁和 / 或皮肤,炎性乳腺癌,有以上一种情况就需要放疗。

放疗对乳腺癌骨转移有用吗?

放疗能够缓解骨转移引起的疼痛,可防止病理性骨折的发生。

五、放疗的禁忌证

妊娠期间

恶病质极度衰弱患者

严重的骨髓抑制

心、肝、肺、肾等重要器官的严重损害

急性感染未控制

近期已做过放疗，皮肤或局部组织纤维化

肿瘤广泛转移

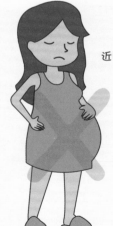

六、放疗起始的时间

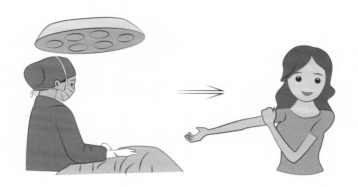

1.手术后如果仅需要放疗，可在切口愈合、上肢功能恢复的前提下，术后 8 周内开始放疗。

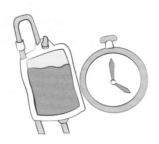

2.如果己先行化疗，在末次化疗结束后 2~4 周开始放疗。

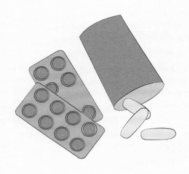

3. 内分泌治疗与放疗可以同期进行。

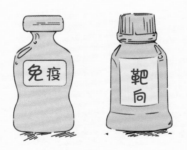

4. 只要在开始放疗前心功能正常，抗 HER-2 治疗就可以与放疗同时进行。

七、放疗的过程

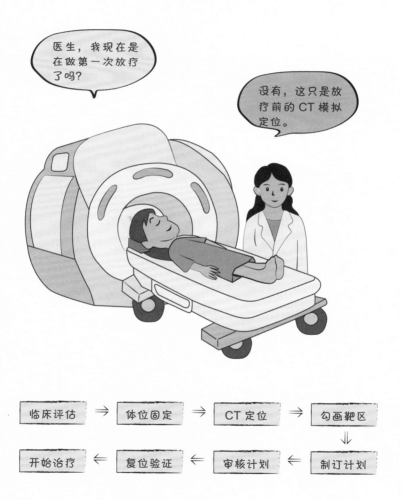

八、放疗的疗程

乳腺癌保乳术后放疗

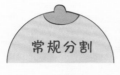

全乳5周+瘤床
1~2周

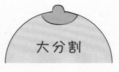

全乳3周+瘤床1周

1周

乳腺癌根治术后放疗

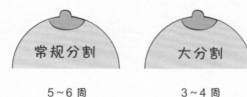

5~6周　　　　　　3~4周

放疗的疗程根据放疗方案的不同而不同

九、放疗期间的注意事项

①保持乐观精神，增强信心

一种美好的心情，比十服良药更能解除生理上的疲惫和痛楚。
——马克思

开朗的心情、愉悦的精神，对提高和平衡免疫力有益。

②正确对待放疗的不良反应

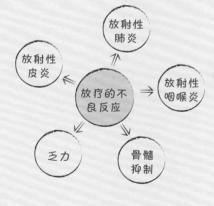

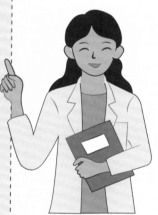

充足的睡眠，适当的运动

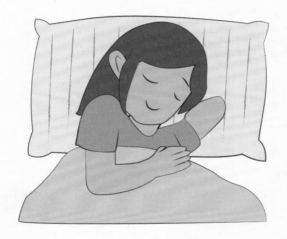

放疗期间患者会有乏力、疲劳感，

从而影响生活质量，

所以放疗患者一定要保证充足的睡眠休息时间，

每天晚上睡眠时间至少达 8 小时，

日间要午睡，

同时要配合轻度锻炼，

可以通过散步、慢跑等活动来增强体力。

合理饮食

选择富含蛋白质和维生素的食物。

少量多餐。

避免食用刺激性强和不易消化的食物。

宜蒸、煮、炖、炒等烹调方法。

经常更换菜肴品种，增加食欲。

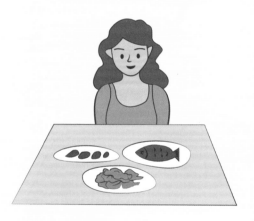

　　放疗容易引起患者食欲减退，建议以少食多餐的形式保证营养的充足摄入。在饮食结构上多吃富含蛋白质及维生素的食物，如瘦肉、牛肉、鱼、蛋类、豆制品等，以及新鲜的蔬菜和水果。

　　部分患者在接受放疗时需照射患侧锁骨上、下区淋巴结，可能会出现放射性咽喉炎，表现为声音嘶哑、咽喉部疼痛等，应该吃质软易吞咽的食物，严禁摄入刺激性食物。

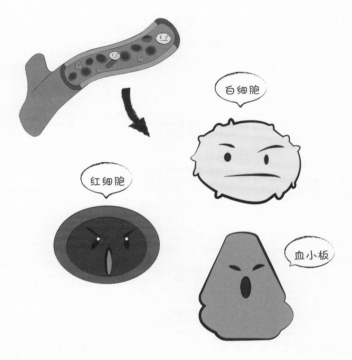

放疗期间，

患者要每周检查血常规，

如发现白细胞或中性粒细胞、血小板、血红蛋白低于正常水平，

应该暂停放疗，

待血常规恢复后再开始治疗。

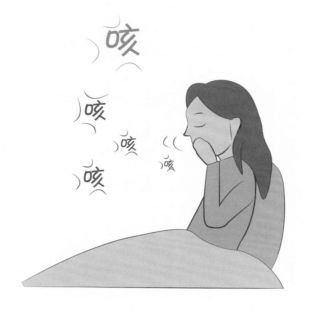

注意咳嗽、胸闷的情况

如患者在放疗期间无明显诱因出现咳嗽、胸闷、发热等症状，

需警惕放射性肺炎的发生，

要及时反馈给医生。

保护放射野皮肤

在放疗过程中，放射野皮肤会出现放疗反应，
为了减少皮肤反应，
放疗期间应穿棉质衣服，
保持皮肤清洁干燥，不要抓挠皮肤，
勿用肥皂、沐浴露等清洗放疗部位皮肤。

保持皮肤干燥
防止感染
防止阳光直接照射
穿棉质衣服

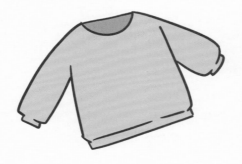

若出现皮肤发红、表皮脱屑、皮肤破溃等情况，
切忌撕剥。
应及时告诉医务人员，
遵医嘱用药，勿自行购买药物涂擦或听信偏方。

十、放疗后的注意事项

由于射线的后遗效应及放射性积累，
在放疗后 1~2 周可能会出现皮肤反应进一步加重，
所以在放疗完成后仍需要注意保护放射野皮肤。

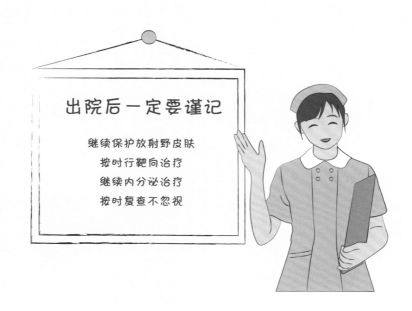

出院后一定要谨记

继续保护放射野皮肤
按时行靶向治疗
继续内分泌治疗
按时复查不忽视

第九章
乳腺癌的靶向治疗

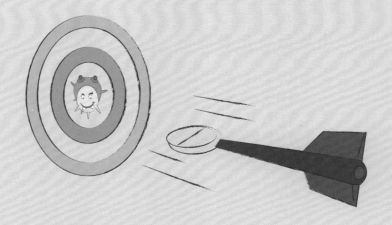

一、什么是靶向治疗

　　乳腺癌的靶向治疗是通过分子靶向药物抑制靶点，阻断肿瘤细胞或者是相关细胞的信号传导，来控制细胞基因表达的改变，从而抑制或者杀死肿瘤细胞。这种靶点仅存在于癌细胞，可能是一个，可能是多个。靶向治疗与传统化疗相同，目的都是尽可能杀伤癌细胞。区别在于，靶向药物是"定向爆破"，针对的是癌细胞上特定的靶点，比起化疗的无差别杀伤，靶向药物理论上只打击癌细胞，而不会对正常细胞造成显著伤害。

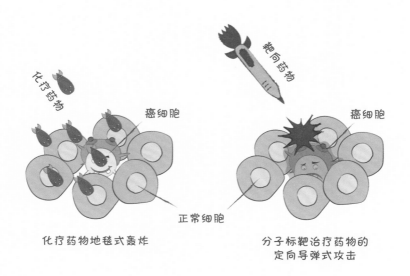

化疗药物地毯式轰炸　　　　　分子标靶治疗药物的
　　　　　　　　　　　　　　　定向导弹式攻击

117

二、什么是免疫治疗

免疫治疗的作用对象不是肿瘤细胞，而是免疫细胞，这类药物自己不能直接杀伤癌细胞，而是通过刺激人体的免疫系统，重新启动并维持对癌细胞的攻击，以达到杀灭肿瘤的目的。

肿瘤细胞是怎么逃过 T 细胞劫杀的呢？其实肿瘤细胞是个"内鬼"！它是身体正常细胞突变形成的，知道免疫系统的识别暗号，制造一些 PD-L1（programmed death ligand-1，程序性死亡［蛋白］配体 -1）蛋白伪装自己，当它与 T 淋巴细胞表面的 PD-1（programmed death-1，程序性死亡［蛋白］-1）蛋白结合后，T 淋巴细胞的功能就被抑制了，变得不再活跃，所以能成功逃过免疫系统的监视。

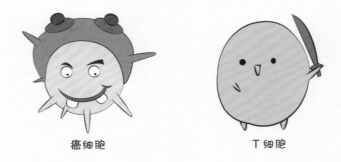

癌细胞   T 细胞

正常情况下，T 细胞像守卫一样到处巡逻，一旦发现外来物质，比如细菌、病毒或肿瘤细胞，都会将其消灭。

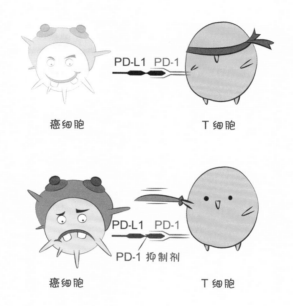

癌细胞   T 细胞

  目前已研制出一种 PD-1/PD-L1 抑制剂，可以通过与肿瘤细胞表面的 PD-L1 结合，或者通过与 T 细胞表面的 PD-1 结合，从而阻断肿瘤细胞表面 PD-L1 与 T 细胞表面 PD-1 的结合，插足肿瘤细胞和 T 细胞，抢先对上暗号，这样癌细胞就无法迷惑 T 细胞，继而被 T 细胞团灭。

三、靶向治疗的药物

常见的靶向治疗药物列表

靶向 HER-2	单克隆抗体	曲妥珠单抗（赫赛汀）帕妥珠单抗（帕捷特）
	TKI 抑制剂	拉帕替尼、吡咯替尼
	单克隆抗体和化疗药物的偶联药	TDM1
靶向 VEGF		贝伐单抗
靶向 mTOR		依维莫司
CDK4/6 抑制剂		哌柏西利、瑞波西利、阿贝西利
靶向 BRCA1/2		PARP 抑制剂

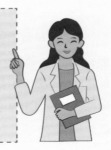

　　最早的时候我们所提到的靶向药物通常是指靶向 HER-2 的曲妥珠单抗，曲妥珠单抗也是使用最为广泛的靶向药。随着医药学的发展，靶向药物越来越多，CDK4/6 抑制剂也越来越受重视。

什么情况下需要抗靶向治疗

HER-2 阳性是确定抗 HER-2 靶向治疗的具体指标。

病理报告单上免疫组化结果显示：HER-2（3+/+++），或者荧光原位杂交报告单提示 FISH 检测为阳性的时候需要抗 HER-2 靶向治疗。

ER 和 / 或 PR 阳性是确定使用 CDK4/6 抑制剂的具体指标。

病理报告单上免疫组化结果显示：ER/PR > 1% 的时候可以使用 CDK4/6 抑制剂，目前主要应用于晚期乳腺癌。

四、靶向治疗期间的注意事项

1. 曲妥珠单抗常见的不良反应。

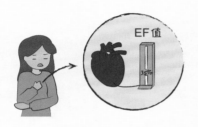

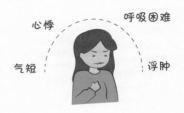

最常见的表现为左心室射血分数（EF值）下降，可以通过心脏彩超检查 EF 值。

严重时可表现出心功能不全的症状：心悸、气短、呼吸困难、浮肿等。

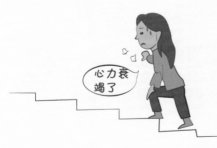

甚至发生心力衰竭等危险，行走困难。

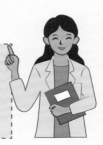

不用太担心！曲妥珠单抗发生心力衰竭的概率不足5%，并且是可逆的，停药后通常会恢复正常。多数患者还可以继续使用曲妥珠单抗。

使用曲妥珠单抗的注意事项

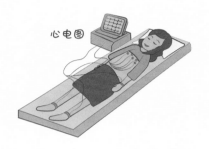

心电图

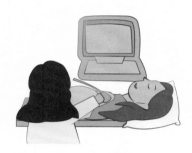

每个疗程治疗前均需要复查心电图、心脏彩超和采集病史评估心脏功能。

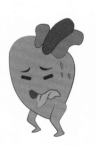

心功能较差者、老年人和需要
同时使用蒽环类化疗药物者需
要谨慎使用。

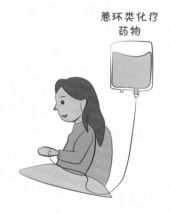

蒽环类化疗
药物

2. CDK4/6 抑制剂常见的不良反应。

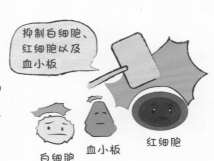

抑制白细胞、红细胞以及血小板

白细胞　血小板　红细胞

最常见的不良反应为骨髓抑制，抽血查血常规表现为白细胞、红细胞、血小板减少。

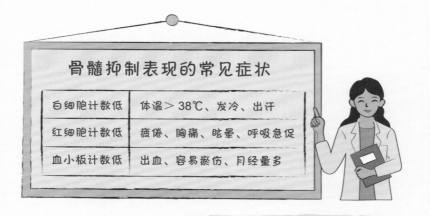

骨髓抑制表现的常见症状

白细胞计数低	体温＞38℃、发冷、出汗
红细胞计数低	疲倦、胸痛、眩晕、呼吸急促
血小板计数低	出血、容易瘀伤、月经量多

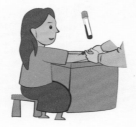

Tips：CDK4/6 抑制剂治疗期间需要抽血监测血常规。

CDK4/6 抑制剂导致的骨髓抑制通常可自行恢复，严重情况下需要减量或者使用粒细胞集落刺激因子干预治疗。

第十章

乳腺癌的内分泌治疗

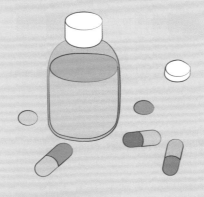

内分泌治疗很重要,

其治疗周期也很长, 一般需要 5~10 年, 甚至终身需要服药。

一、哪些患者需要内分泌治疗

乳腺癌细胞是依赖于雌激素生长的，所以减少雌激素的生成及阻断雌激素和肿瘤细胞的结合就能抑制肿瘤的生长。这类治疗就称为内分泌治疗。

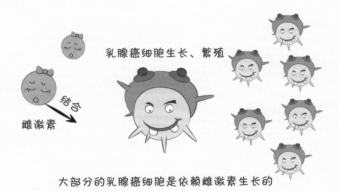

乳腺癌细胞生长、繁殖

结合

雌激素

大部分的乳腺癌细胞是依赖雌激素生长的

哪些患者需要内分泌治疗

只有"激素受体阳性"的患者才需要接受内分泌治疗。激素受体就是病理报告单上的雌激素受体（ER）和孕激素受体（PR）。如果这两个指标中任何一个显示是"阳性"，就说明该患者适宜接受内分泌治疗。相反，如果这两个指标都是"阴性"，那么内分泌治疗药物就不会产生疗效。

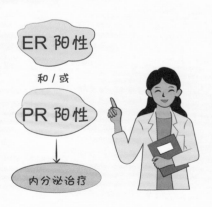

ER 阳性

和 / 或

PR 阳性

内分泌治疗

二、内分泌治疗常用药物

　　内分泌治疗的主要机制是抑制雌激素的合成，或者阻断雌激素与肿瘤细胞的结合。常用药物如下图。

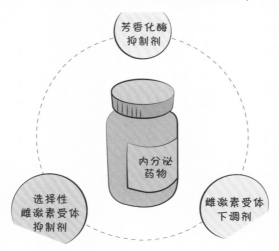

阿那曲唑、依西美坦、来曲唑
（抑制芳香化酶，减少体内雌激素的合成）

芳香化酶
抑制剂

内分泌
药物

选择性
雌激素受体
抑制剂

雌激素受体
下调剂

他莫昔芬、雷洛昔芬、托瑞米芬
（与 ER 结合，调节雌激素与
ER 结合的活性）

氟维司群
（与 ER 结合，阻断雌激素与 ER
结合，下调 ER 的表达）

绝经前内分泌治疗

他莫昔芬（三苯氧胺）是绝经前治疗的核心药物

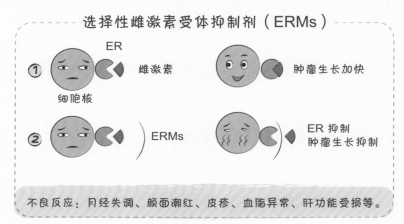

选择性雌激素受体抑制剂（ERMs）

不良反应：月经失调、颜面潮红、皮疹、血脂异常、肝功能受损等。

但更需要关注的是：

① 研究发现他莫昔芬使子宫内膜癌的风险增加 2 ~ 4 倍。

② 研究发现他莫昔芬使血栓形成的风险增加 2 ~ 3 倍。

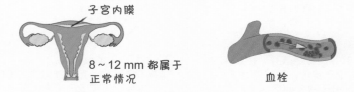

尽管如此，他莫昔芬依然是一种疗效可靠、毒副作用较少的药物。
相对于其他内分泌治疗药物，他莫昔芬价格便宜，具有价格优势，
在绝经前内分泌治疗中具有重要的地位。

其他可用于绝经前的药物还有托瑞米芬，可作为他莫昔芬的替代药。

绝经后内分泌治疗

化疗后停经算是绝经了吗?

化疗药物引起的药物性闭经并非绝经,需要监测雌二醇(E2)及卵泡刺激素(FSH)水平,达到绝经后水平才能算绝经。

绝经前服用他莫昔芬(三苯氧胺),停经后能改用芳香化酶抑制剂吗?

自然停经 12 个月,仍需要监测 E2 和 FSH 水平,当医生诊断为绝经后,才可以改用芳香化酶抑制剂。

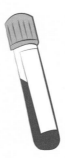

芳香化酶抑制剂

（阿那曲唑、依西美坦、来曲唑）减少雌激素合成的原理

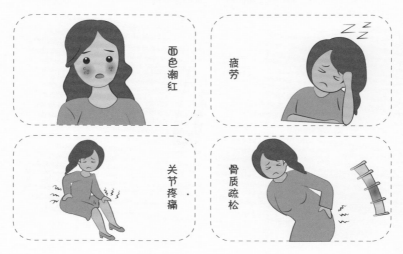

① 活性位点

雄激素

芳香化酶

雌激素

② 活性位点

芳香化酶抑制剂

雄激素

芳香化酶

雄激素

雄激素在芳香化酶的作用下变成雌激素，而芳香化酶抑制剂可以抑制酶的活性，从而抑制雌激素的产生

不良反应：面色潮红、疲劳、关节疼痛、骨质疏松等。

面色潮红

疲劳

ZZZ

关节疼痛

骨质疏松

注意事项划重点

① 内分泌治疗周期长，因此要坚持有规律服用药物；

② 内分泌治疗期间需要监测血脂、肝功能等生化指标；

③ 口服他莫昔芬期间需要每年复查妇科彩超监测子宫内膜厚度；

④ 口服芳香化酶抑制剂期间需要每年监测骨密度，可以补充钙剂、注射唑来膦酸等药物。

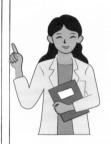

绝经前可以用绝经后的内分泌药物治疗吗？

可以的，在中高危患者中我们可以采用手术切除卵巢、放疗的方式人为绝经，更为常用的还有一种"肚皮针"，其可以达到药物绝经。

内分泌治疗要多久？

根据复发转移风险决定治疗时长，通常淋巴结阳性或存在其他复发风险的需要不低于10年的时间，低危的通常是5年时间。

131

三、什么是"肚皮针"

"肚皮针"是指在肚皮下注射一种去势药物，可抑制雌激素的产生。

众所周知，卵巢功能抑制是绝经前激素受体阳性乳腺癌患者的重要治疗手段，它不仅可以有效地抑制卵巢释放雌激素，降低患者复发风险；还可以保护卵巢免受化疗的伤害，降低卵巢早衰、化疗后闭经的发生率。卵巢功能抑制的代表性药物是醋酸戈舍瑞林缓释植入剂。

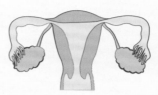

什么是卵巢功能抑制
（肚皮针）

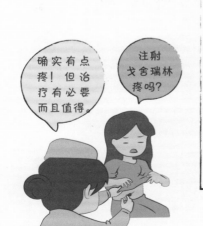

确实有点疼！但治疗有必要而且值得。

注射戈舍瑞林疼吗？

注意事项划重点

戈舍瑞林的注射针头较粗，有的患者会因此产生恐惧心理，因怕疼而拒绝接受用药或者中途换药，殊不知卵巢功能抑制剂要连续使用才能发挥效果；一般需使用5年，患者切不可因为一点疼痛就随意停药、换药，否则可能带来复发转移的风险，那就得不偿失了！

"肚皮针"不良反应的应对措施

① "肚皮针"因注射针头较粗，注射部位有出血与淤血的风险。

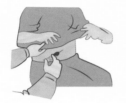

应对措施：注射后穿刺点用棉签按压3~5分钟为宜，直到松开无出血，再用无菌敷料覆盖。当天不洗澡以防穿刺点被污染，避免穿刺点周围热敷和剧烈运动。

② "肚皮针"会导致雌激素减少，造成的一些不良反应有潮热、烦躁、抑郁、易怒、失眠、焦虑、阴道干燥、性欲下降等。

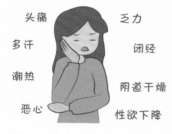

头痛　　　乏力

多汗　　　　闭经

潮热　　　阴道干燥

恶心　　　性欲下降

应对措施：逐渐耐受，可以多吃豆浆等含植物雌激素的食物，勿食用辛辣食物或咖啡，不饮酒，多喝水，适当做有氧运动，保持平和阳光的心态。

③ 长期使用"肚皮针"可能导致骨质疏松。

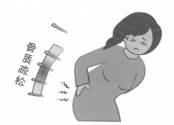

骨质疏松

应对措施：定期监测骨密度，多参加户外活动，多晒太阳，多食牛奶等含钙食品，适当补充钙剂，注意预防跌倒以免发生骨折。

第十一章

乳腺癌患者术后康复指导

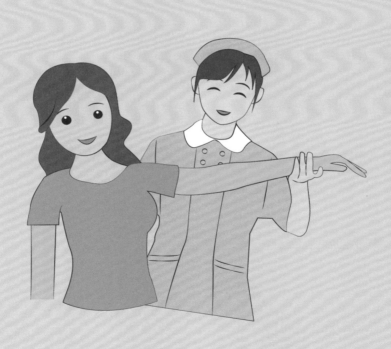

一、乳腺癌术后饮食到底有什么讲究

手术后怎么吃?

一般术后 6 小时麻醉清醒后，生命体征平稳，

没有不良反应，

可以进食流质食物。

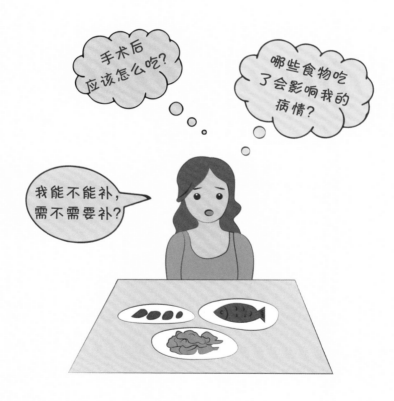

1. 手术后应该怎么吃?

术后第一天之后根据患者的耐受程度逐步过渡到正常饮食,

为了帮助患者促进伤口愈合,

食物种类要多样化,

首选高维生素、富含优质蛋白质及膳食纤维的食物。

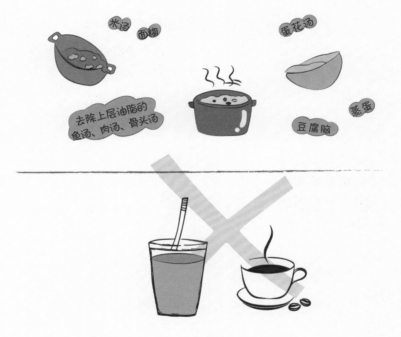

所有术后的患者都不适宜食用浓茶、咖啡、碳酸饮料等兴奋性饮品

以及辛辣刺激的食物,

如方便面、腌制榨菜、辣椒、芥末、膨化食品等。

2. 乳腺癌术后需不需要补？能不能补？

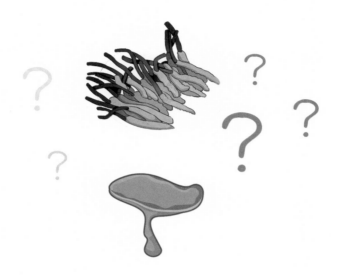

乳腺癌术后的患者并没有特定的补品可以直接提高免疫力，
且市面上的补品种类繁多，
未通过大规模临床试验验证，有效性和安全性都有待考究，
不建议盲目食用。
虫草、灵芝可以服用，但没有必要刻意购买，
平时注意合理膳食即可。

3. 乳腺癌术后可以吃牛肉吗？他们说是 "发物"！有什么禁忌吗？

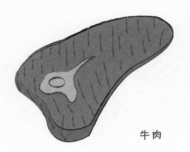

牛肉

（1）乳腺癌术后是可以吃牛肉的，但是建议多吃鱼肉、禽肉、蛋类，减少红肉摄入。需要忌口的有烟、酒、霉变食物、烧烤、腌制和煎炸的肉类食物。

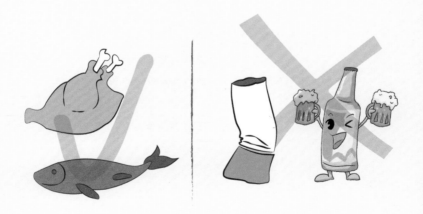

（2）忌食含有雌激素、生长激素的食物，如蜂王浆、雪蛤等。

（3）坚持低脂饮食，不吃脂肪含量高的食物，因为高脂肪饮食后，经芳香化酶作用，会促进雌激素的生成。

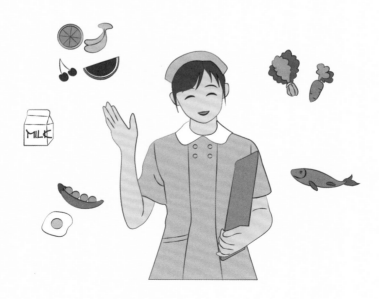

二、乳腺癌术后患肢功能锻炼

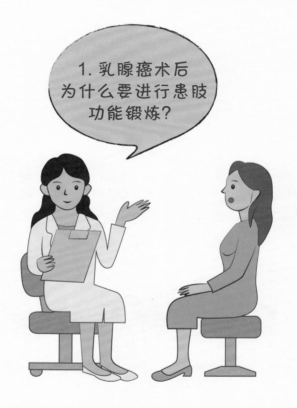

1. 乳腺癌术后为什么要进行患肢功能锻炼？

  乳腺癌术后患肢功能锻炼对于恢复肩关节功能和消除水肿至关重要。患肢宜尽早开始锻炼，但必须循序渐进，不可以随意提前，以免影响伤口的愈合。皮下积液较多及进行重建术的患者应适当推迟锻炼时间。功能锻炼必须持之以恒，建议持续数年以上。

2. 早期康复操（术后 2 周内）。

（1）术后 24 小时内握拳运动：握松拳。

（2）术后 48 小时内手腕运动：上下活动手腕，配合内外旋转运动，
（练习 5~7 分钟 / 次，3~4 次 / 天）。

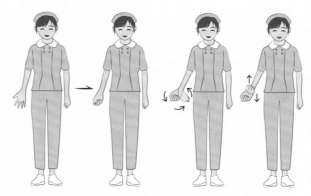

动作分解：
五指张开→握拳→向内旋转→向外旋转→上下活动手腕（此运动可躺在床
上或坐位练习，肩关节和上臂保持不动）。

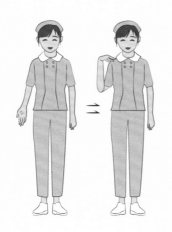

（3）术后 3~4 天，着重练习患肢前臂伸屈运动（练习 6~8 分钟 / 次，5~6次 / 天）。

动作分解：

患侧手臂自然下垂，掌心向前→将前臂缓慢向上抬起，尽量使指尖能触摸到患侧肩部→缓慢放下（注：肩关节和上臂保持不动，行动不便者可以用健侧手臂帮助完成或在他人帮助下完成）。

（4）术后 5~7 天，着重练习患肢手指摸对侧肩、同侧耳运动（练习
　　6~8 分钟 / 次，5~6 次 / 天）：

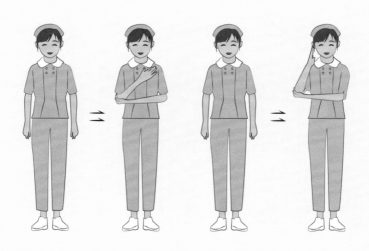

动作分解：

在医护人员或健侧手的帮助下，扶托患侧肘关节，肘关节屈曲，前臂缓
慢抬高，使患肢手指最大程度上能触摸到对侧肩部；同样方法最大程度
上触摸到同侧耳朵。

（5）术后 8～10 天，着重练习患肢肩关节运动：抬高、伸直、屈曲至 90°（练习 8～10 分钟 / 次，6～8 次 / 天）。

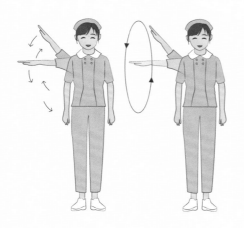

动作分解：

以肩关节为轴心，患肢缓慢向前上方抬高，使患肢超过头且尽可能伸直→再缓慢放下；继续以肩关节为轴心，以患肢手臂为轴，做旋转、外展等运动。

（6）手术 10 天以后，着重练习患肢手指爬墙或器械锻炼运动（练习 8～10 分钟 / 次，6～8 次 / 天）。

动作分解：

患者站立于墙边或者专业辅助器械旁，用患肢手指顺着墙或专业辅助器械缓慢向上爬行，逐步抬高，尽量达到自己可触及的最高高度→再缓慢放下。

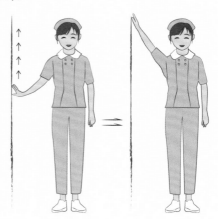

3. 中期康复操（术后3个月内）。

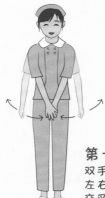

第一节：收展运动
双手向两侧展开45°，
左右两手向斜下于腹前
交叉，重复展开。

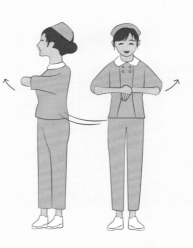

第二节：侧推拉运动
健侧握患侧手腕至胸前平
屈，向患侧推、健侧拉。

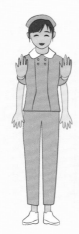

第三节：甩手运动
双前臂向前平举然后摆动
至身后。

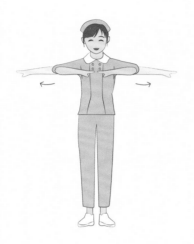

第四节：扩胸运动
两手抬至胸前平屈，随后向两侧用力展开，随后恢复至平屈。

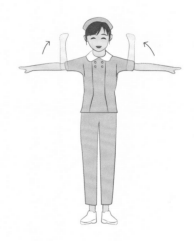

第五节：侧举运动
两手侧平举，屈肘与肩同宽，随后恢复至侧平举。

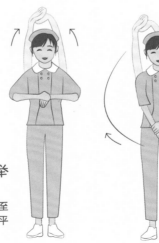

第六节：上举运动
健侧握患侧手腕至腹前，拉至胸前平屈，上举过头部。

第七节：环绕运动
健侧手握患侧手腕，从胸前由患侧向上环绕上举，再向健侧向下环绕交替。

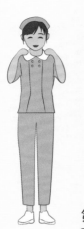
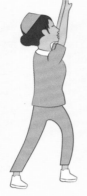
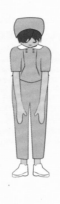
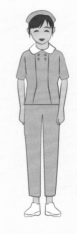

第八节：腹背运动
双手放至肩部，向上侧举于头两侧，弓步，弯腰，双手伸直下垂。

第十节：整理运动
原地踏步，双手前后摆动。

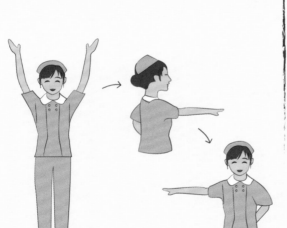

第九节：体转运动
双手臂上举，随后一手叉腰另一手向前平举，向后旋转，目光随平举的手移动。

146

4. 后期康复操（术后 3 个月开始，并配合游泳、乒乓球等体育运动）。

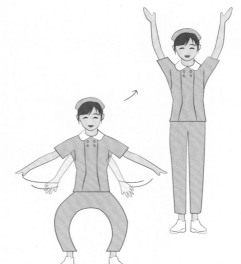

第一节：热身运动

脚与肩同宽，双手臂配合吸气、呼气上下做环绕动作。

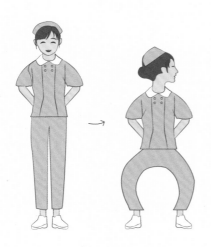

第二节：甩头运动

左右甩头。

第三节：抬头运动

低头，双手抬至胸前；抬头，双手相握举至头顶，配合前后踮脚动作。

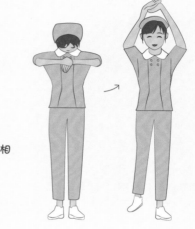

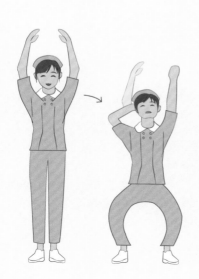

第四节：伸臂运动

左右移重心，手臂依次上升，配合抬头动作。

第五节：侧腰运动

向左侧腰，右手上举过头顶，在胸前绕一圈，同时双膝下蹲后，双手同时展开呈一字后，收回呈站立姿势。左右侧互换进行。

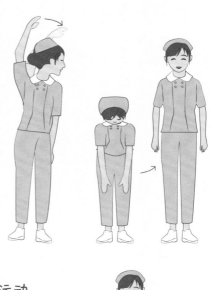

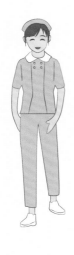

第六节：转腰运动

左右移重心，转腰，手臂弯曲。

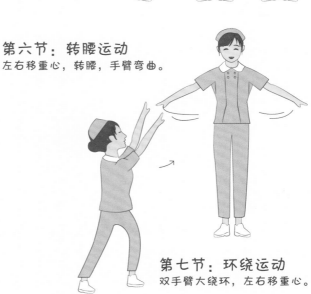

第七节：环绕运动

双手臂大绕环，左右移重心。

三、乳腺癌术后患肢淋巴水肿的防治

1. 患肢淋巴水肿。

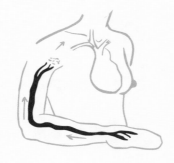

唉……
房没了
路断了
水堵了
手肿了

乳腺癌腋窝淋巴结清扫术和前哨淋巴结活检术的常见并发症为上肢水肿，主要是由淋巴系统功能性障碍导致的淋巴液在组织间隙滞留所引起的。

2. 发生原因。

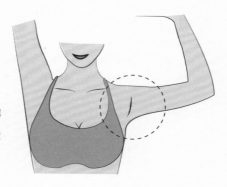

（1）手术。

手术时乳腺癌腋窝淋巴结清扫破坏了淋巴管网，使淋巴引流不畅。

（2）伤口。

腋窝区伤口不愈合，长期积液或并发感染，造成局部充血、纤维瘢痕形成等，都会使残留的淋巴管进一步遭到破坏并阻碍侧支循环的建立，从而造成淋巴回流受阻。

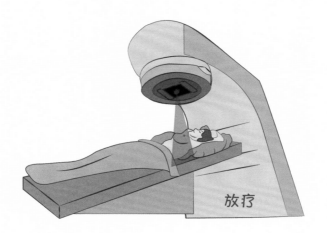

放疗

（3）放疗。

　　术后锁骨上、下区及腋区的放疗引起局部水肿，结缔组织增生，局部纤维化，继而导致上肢水肿。

（4）活动。

　　术后患侧上肢活动过晚，未能尽早进行上肢功能锻炼。

3. 患肢淋巴水肿的预防及治疗。

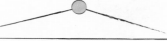

预防：患肢保护

患肢六不要

① 不要让患侧皮肤损伤、被蚊虫叮咬、感染，避免穿过紧的衣物。

② 不要暴露于严寒与酷暑中，患侧手臂不要热敷，防止晒伤，避免桑拿、泡澡等。

③ 不要负重，如抱小孩、提重物。

④ 不要在患侧从事肢体抽血、输液、置管、测血压等医疗行为。

⑤ 不要长时间做重复性动作，如拖地等。

⑥ 睡觉时不要压迫患侧肢体。

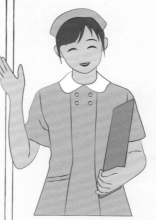

预防：功能锻炼

　　术后患肢的康复功能锻炼要合理安排，循序渐进，不要操之过急。以患肢不感到疲劳、不产生明显疼痛为限。术后早期功能锻炼可参照乳腺癌术后早期康复操，后期可训练患侧上肢内收、外展、内旋、外旋、向前抬高伸展、逐步上举等，并进行上臂的全关节活动。每日 3 次，每次 10～15 分钟。具体方法如下：

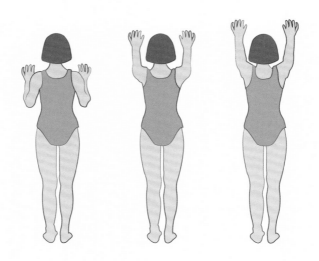

爬墙运动

　　这是最常用的康复运动之一。面向墙站立，双脚分开，脚趾尽量贴近墙壁，双肘弯曲，双手掌贴在墙壁上与肩同高，双手手指弯曲沿墙壁渐渐向上方移动，直到手臂完全伸展为止，然后再沿墙壁往下移至原来位置。

滑绳运动

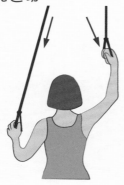

患者直立于挂钩下方，将一长绳挂于挂钩上，两端自然下垂。双手握住长绳的两端，轮流拉动长绳两端，使患侧手臂抬高至感觉疼痛为止。逐渐缩短绳子，直到患侧手臂能抬至额头高度。

举杠运动

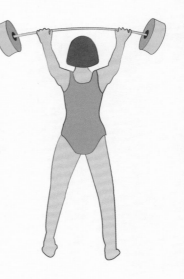

患者两手伸直握住小杠铃的长杆，双手间距 60 厘米，先将长杆高举过头，再弯曲肘部将长杆置于头后方，然后反方向将长杆高举过头，最后回到初始位置。

出院后半年内坚持上述康复训练，以巩固成效。

治疗

轻度上肢水肿，可以通过手法淋巴引流、多层弹性压力绷带包扎对症治疗，以减轻肿胀程度，但这些方法对于中重度水肿效果不佳。因此，对于上肢水肿，重在预防。

四、乳腺癌术后可以过性生活吗

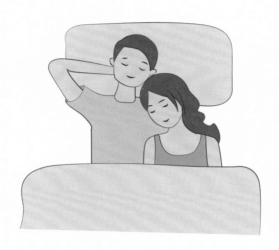

1. 乳腺癌患者可以过性生活吗?

适度、和谐、规律的性生活不但对身体无害，而且：

▶ 可增强患者的自信心；

▶ 有利于维持患者内分泌功能的平衡；

▶ 可提高机体免疫力；

▶ 也能使夫妻关系融洽，增强患者战胜疾病的信心。

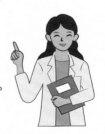

> 一般在手术后四周乳房的伤口完全愈合，没有不适症状，体质允许的情况下就可以开始性生活。

2. 乳腺癌术后如何避孕?

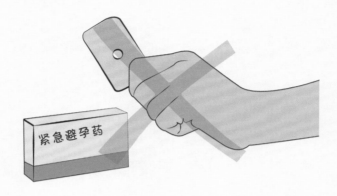

　　如果要采取避孕措施，应选用非激素避孕措施，如避孕套，禁止使用激素类避孕药物。

五、乳腺癌术后常见生育问题解答

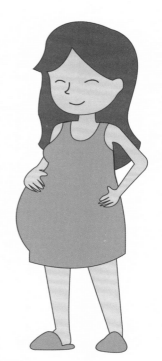

1. 乳腺癌患者能怀孕吗?

早期乳腺癌患者是可以生育的。她们在经过手术及辅助综合治疗后，没有复发转移，已经是正常的健康人，是完全可以进行怀孕和生育的。

2. 怀孕生育会引起乳腺癌复发吗?

目前没有明确的证据提示乳腺癌治疗后怀孕会增加乳腺癌复发的风险和对其怀孕生育的孩子存在健康隐患，甚至越来越多的医学研究认为妊娠对预后有改善作用。乳腺癌患者只要接受正规综合治疗，并在医生的规范指导下，妊娠是安全可行的。患者有生育需求和意愿，医生都会给予鼓励的。

3. 乳腺癌术后如何保护生育能力?

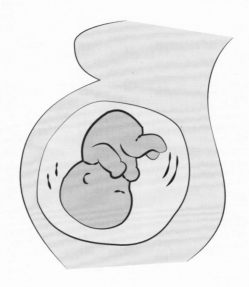

(1) 为什么部分乳腺癌患者治疗后很难再受孕?

乳腺癌的治疗是一个综合性的全身治疗, 治疗方式除了手术外还有化疗、放疗、内分泌治疗、靶向治疗等。特别是化疗对于乳腺癌来说是非常重要、有效的治疗方案之一, 但乳腺癌常用化疗药物对卵巢有一定的毒性, 会影响卵泡的生长, 导致月经紊乱、性功能障碍、闭经甚至不孕。因此, 有生育要求的年轻乳腺癌患者在治疗疾病的同时需合理保护生育功能。

（2）乳腺癌患者生殖保护措施有哪些？

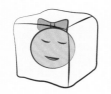

① 卵子冷冻。

卵子冷冻是乳腺癌术后女性生殖保护最明确且最成功的手段，但需要延迟相关抗肿瘤治疗2~3周。

② 卵巢组织冻存与移植。

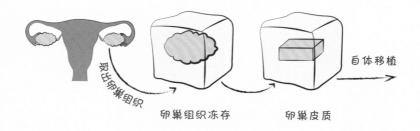

取出卵巢组织　卵巢组织冻存　卵巢皮质　自体移植

卵巢组织移植需要严格掌握适应证。患者年龄必须小于35岁，卵巢储备功能仍旧充足，预计可以存活超过5年，并且在治疗后至少一半患者可能面临发生卵巢早衰的风险。浸润性小叶癌可能发生卵巢种植转移，需谨慎考虑卵巢组织冻存。

③卵巢功能抑制药物的应用与卵巢功能保护。

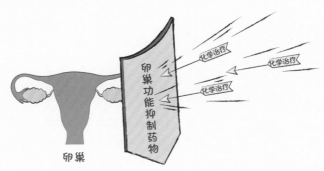

卵巢

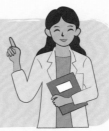

卵巢功能抑制剂通过抑制促卵泡激素分泌，减慢卵巢增殖发育速度，防止化疗药物对早期发育卵泡的损害，以达到保护卵巢的目的。常见药物有亮丙瑞林、戈舍瑞林。

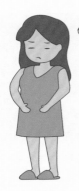

唉！
多久可以怀孕呢？

4. 乳腺癌治疗后多长时间可以考虑怀孕？

临床上通常推荐乳腺癌患者至少等治疗结束两年后再考虑妊娠，以避开复发风险高峰。需要辅助内分泌治疗的患者，应在受孕前3个月停止内分泌治疗，直到生育后哺乳结束，再继续内分泌治疗。

六、乳腺癌术后需要常规随访检查吗

医生，治疗结束后是不需要吃药的，那我出院以后就不需要复查了吧？

出院以后还是要定期来门诊复查哦。

为什么乳腺癌术后患者要进行长期随访？

乳腺癌作为一种全身性疾病并不能"一切了之"。在接受早期手术治疗后，大部分的患者还需要接受必要的辅助治疗，定期随访有利于了解患者的治疗情况以及效果，及时发现复发转移，及时正确处理不良反应，从而促进康复。

随访频率和随访项目分别是怎样的呢？

同为乳腺癌，但结局迥异，建议根据复发风险来决定随访频率。

① 术后 2 年内，一般每 3 个月随访 1 次。

② 术后 3～5 年，每 6 个月随访 1 次。

③ 术后 5 年以上，每年随访 1 次，直至终身。

如有异常情况，不局限于复查时间，应当及时就诊。

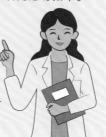

定期复查需要检查哪些项目

① 找专科医生触诊查体。

   月经后 5~7 天是乳腺检查的最佳时机。

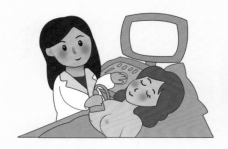

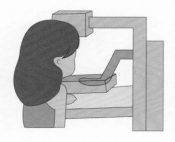

② B 超。

   乳腺及腋窝淋巴结 B 超、腹部 B
超、妇科 B 超。

③ 钼靶检查。

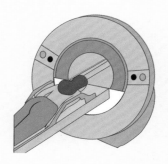

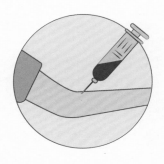

④ 核磁共振。

⑤ 抽血检查。

   血常规、生化、肿瘤标志物。

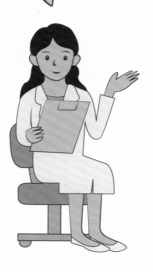

事实上，乳腺癌的复发转移因患者个人体质、疾病分期等因素各有不同。尽管5年后复发风险相对降低，但临床上仍有部分患者在5年后发生复发转移。因此，我们不能掉以轻心，一定要遵医嘱定期进行复查随访，才能真正赢得这场持久战的胜利。

知识拓展篇
血型抗原用于乳腺癌的治疗

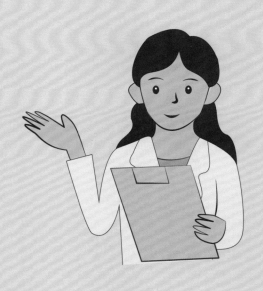

血型抗原用于肿瘤的治疗

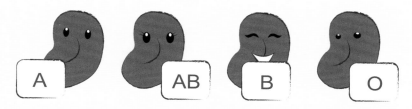

接下来我们聊一个关于肿瘤治疗的新进展，了解一下我们团队的一项新的科研项目：血型抗原用于乳腺癌的治疗。

我们都知道我们每个人都有自己的 ABO 血型，如：A 型血、B 型血、AB 型血、O 型血。大家都听说过"献血"和"输血"，我们也都知道血型的重要性。当临床需要输血时，输入的血型不合，比如当 A 型血的人接受 B 型或 O 型，就会引起溶血反应而导致致命危险。这是因为 A 型血的人体内含有其他血型抗体，抗原抗体结合后会激发免疫反应而引发溶血现象。但我们极少有人知道血型抗原也是可以治疗肿瘤的。也许我们听说过一百万元一针的免疫治疗药，其实血型抗原治疗乳腺癌也是免疫治疗的一种。

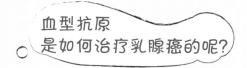

血型抗原
是如何治疗乳腺癌的呢？

血型抗原与血型抗体相结合，会引发一系列的免疫反应，调动我们的免疫细胞和补体，由免疫细胞和补体系统对肿瘤细胞进行抑制和杀伤。这就是血型抗原抗肿瘤的机制。我们打个比方，如果说肿瘤细胞是"坏蛋"，那么我们体内的免疫细胞和补体就是"军队"，是我们身体健康的防线。血型抗原与血型抗体是一对夫妻，当这对夫妻结合在一起后就能产生无穷的力量。血型抗原作为药物通过载体注射到肿瘤内产生的力量能调动"军队"的活力。把"坏蛋"消灭掉。

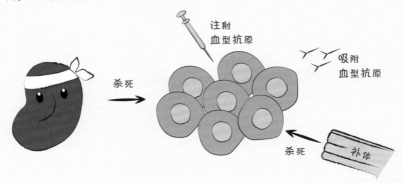

那么问题来了，我们前面说到过，当输入与自己血型不同的血型抗原时会引起溶血反应，那么血型抗原治疗肿瘤会不会引发溶血？有这种担忧很正常，目前我们的动物实验证实并不会引起溶血反应，因为这些抗原是注射在肿瘤里，而且剂量是有限的，并不会溢出到血液中。

目前该研究在动物实验中均取得了满意的疗效，其初步成果已发表在期刊 *Scientific Reports* 上，项目仍处于临床前研究阶段，在国家科研基金的支持下仍在进行中，我们期待取得进一步的研究成果，我们也期待该项研究尽早进入一期、二期临床研究阶段。

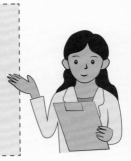

参考文献：

Luo Q, Pan M, Feng H, Wang L. ABO blood group antigen therapy: a potential new strategy against solid tumors [J] . Sci Rep, 2021, 11(1):16241. doi: 10.1038/s41598-021-95794-x. PMID: 34376742; PMCID: PMC8355358.

图书在版编目（CIP）数据

名医图话乳腺健康 / 尹军，罗琼主编. — 长沙 :湖南科学技术出版社，2022.11
　ISBN 978-7-5710-1741-5

　Ⅰ．①名… Ⅱ．①尹… ②罗… Ⅲ．①乳房疾病－诊疗－图集 Ⅳ．①R655.8-64

中国版本图书馆 CIP 数据核字(2022)第 159161 号

MINGYI TUHUA RUXIAN JIANKANG
名医图话乳腺健康

主　　编：尹 军 罗 琼

主　　审：徐瑞华　欧阳取长

出 版 人：潘晓山

责任编辑：兰　晓

出版发行：湖南科学技术出版社

社　　址：长沙市芙蓉中路一段 416 号泊富国际金融中心

网　　址：http://www.hnstp.com

湖南科学技术出版社天猫旗舰店网址：

　　　　　http://hnkjcbs.tmall.com

邮购联系：0731-84375808

印　　刷：长沙市雅高彩印有限公司

　　　　　（印装质量问题请直接与本厂联系）

厂　　址：长沙市开福区中青路 1255 号

邮　　编：410153

版　　次：2022 年 11 月第 1 版

印　　次：2022 年 11 月第 1 次印刷

开　　本：880mm×1230mm　1/32

印　　张：5.75

字　　数：115 千字

书　　号：ISBN 978-7-5710-1741-5

定　　价：48.00 元